# DAS ULTIMATIVE HASHIMOTO KRANKHEITSKOCHBUCH

**Ein umfassendes Kochbuch für die Hashimoto-Schilddrüse mit schnellen und einfachen Rezepten zur Wiederherstellung Ihrer Schilddrüsenfunktion und für ein optimales Leben mit einem 2-wöchigen Aktionsdiät-Speiseplan und Einkaufslisten.**

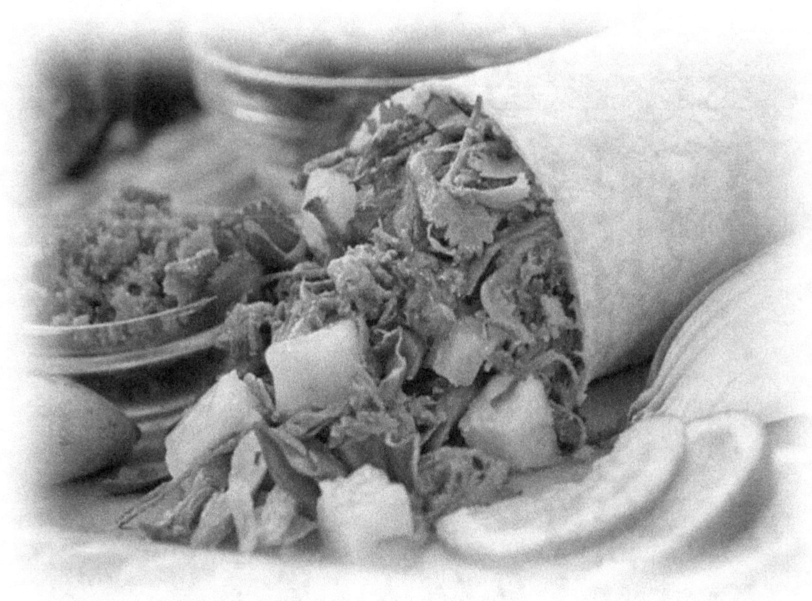

## CHRISTIANA WHITE

Erhalten Sie Zugriff auf weitere Bücher

# INHALTSVERZEICHNIS.

# EINFÜHRUNG

Dieses Kochbuch ist ein leuchtendes Vorbild bei gesundheitlichen Problemen, bei denen Erschöpfung und die Last unvorhergesehener Symptome einen Schatten werfen. Es ist mehr als nur eine Rezeptsammlung; es ist eine Geschichte über die Überwindung der Hashimoto-Krankheit.

Lernen Sie Sarah kennen, eine ehemalige Hashimoto-Patientin. Das Leben war schwer für sie, bis sie auf den Seiten dieses Kochbuchs die transformierende Kraft der Ernährung entdeckte. Dieses Kochbuch hat sich für viele Menschen als Rettungsanker erwiesen und bietet nicht nur Rezepte, sondern auch einen Leitfaden zur Kontrolle der Hashimoto-Symptome durch bewusstes Essen.

Sarah zum Beispiel hat von dem fachmännisch ausgearbeiteten zweiwöchigen Diätplan profitiert. „Vollgepackt mit nützlichen Tipps" geht über die Küche hinaus und bietet praktische Anleitungen zum Umgang mit den Symptomen der Hashimoto-Thyreoiditis, von der Umgestaltung der Küche bis hin zur Bevorratung mit schilddrüsenfreundlichen Lebensmitteln.

Das Kapitel „Genussvolle und zu vermeidende Lebensmittel" bietet den Lesern Informationen, die ihnen dabei helfen, entzündungsfördernde Fehler zu vermeiden und nahrhafte

Alternativen zu nutzen. Der FAQ-Bereich dient als Kurzreferenz und stellt sicher, dass sich die Leser jederzeit unterstützt fühlen.

Dieses Kochbuch begleitet Sie auf Ihrem Weg zur Wiederherstellung Ihrer Vitalität. Von vollwertigen Mahlzeiten bis hin zu leckeren Saucen – die verlockende Auswahl an Rezepten macht die Stärkung Ihrer Schilddrüse zu einem angenehmen Erlebnis.

In diesem Buch geht es darum, die Kontrolle zurückzugewinnen und den Weg zurück zur Vitalität zu genießen, nicht nur darum, die Symptome zu bewältigen. Lassen Sie dieses Kochbuch Ihr Leitfaden für ein Leben sein, in dem jede Mahlzeit eine Gelegenheit ist, mit der Hashimoto-Krankheit zurechtzukommen. Ihr Weg zum Wohlbefinden beginnt hier.

# KAPITEL 1

## <u>Die Grundlagen der Hashimoto-Diät</u>

Die Hashimoto-Thyreoiditis ist eine Autoimmunerkrankung, die dazu führt, dass Ihre Schilddrüse weniger Hormone produziert, als Ihr Körper benötigt. Dies kann zu Müdigkeit, Gewichtszunahme, Haarausfall, Depressionen und anderen Symptomen führen. Die Hashimoto-Thyreoiditis ist eine der häufigsten Schilddrüsenerkrankungen weltweit und erfordert lebenslange Medikamente, um den fehlenden Hormonhaushalt wieder aufzufüllen.

Medikamente allein reichen jedoch möglicherweise nicht aus, um die Hashimoto-Krankheit ausreichend zu kontrollieren. Auch Ernährung und Lebensstil können dazu beitragen, Entzündungen zu reduzieren, die Schilddrüsenfunktion zu verbessern und Ihre Lebensqualität zu steigern.

Wir besprechen die Bedeutung der Ernährung bei der Hashimoto-Krankheit sowie einige Ernährungsvorschläge und Beispiele für zu verzehrende und zu vermeidende Lebensmittel. Wir helfen Ihnen auch dabei, realistische Ziele für Ihre Hashimoto-Diät festzulegen, und stellen Ihnen während Ihres Weges Hilfsmittel und Unterstützung zur Verfügung.

# Den Wert der Ernährung verstehen

Die Ernährung kann einen erheblichen Einfluss auf die Funktion der Schilddrüse und des Immunsystems haben. Bestimmte Nahrungsmittel können Entzündungen verursachen oder verschlimmern, was zu größeren Schäden an der Schilddrüse und mehr Antikörpern führt, die Ihr eigenes Gewebe angreifen. Entzündungen können sich auch negativ auf Ihren Blutzucker, Cholesterinspiegel, Blutdruck und Ihre Stimmung auswirken.

Einige Nahrungsmittel können dagegen Entzündungen lindern, die Schilddrüsenfunktion unterstützen und wichtige Mineralien für die allgemeine Gesundheit liefern. Diese Mahlzeiten können auch bei der Gewichtskontrolle helfen, was für viele Menschen mit Hashimoto-Thyreoiditis schwierig sein kann.

Eine gesunde und ausgewogene Ernährung kann Ihnen daher dabei helfen:

1. Reduziert Autoimmunaktivität und Entzündungen
2. Steigern Sie die Synthese und Umwandlung von Schilddrüsenhormonen
3. Verbessern Sie Ihre Energie und Stimmung
4. Verhindern oder behandeln Sie zusätzliche gesundheitliche Probleme im Zusammenhang mit der Hashimoto-Krankheit.
5. Erreichen und halten Sie ein gesundes Gewicht

# Erfolgsstrategien für die Hashimoto-Diät

Da die Auslöser, Empfindlichkeiten und Vorlieben bei verschiedenen Menschen unterschiedlich sind, gibt es keine allgemeingültige Diät für die Hashimoto-Thyreoiditis.

Es gibt jedoch bestimmte allgemeine Ideen und Empfehlungen, die Ihnen bei der Entwicklung eines spezifischen Ernährungsplans helfen können, der für Sie funktioniert.

• Essen Sie vollwertige, unverarbeitete Lebensmittel mit einem hohen Gehalt an Antioxidantien, Ballaststoffen , gesunden Fetten und magerem Eiweiß. Diese Lebensmittel können Ihnen zu einem Sättigungsgefühl verhelfen, Entzündungen lindern und Ihre Schilddrüse stärken.

Beispiele hierfür sind Obst, Gemüse, Nüsse, Samen, Fisch, Eier, Geflügel und Hülsenfrüchte.

• Begrenzen oder vermeiden Sie Nahrungsmittel, die Entzündungen hervorrufen, die Schilddrüsenfunktion beeinträchtigen oder die Aufnahme von Medikamenten beeinträchtigen können. Beispiele für solche Nahrungsmittel sind Gluten, Milchprodukte, Soja, Zucker, raffiniertes Getreide, verarbeitetes Fleisch und Alkohol.

Abhängig von ihren individuellen Bedürfnissen und Empfindlichkeiten müssen manche Menschen möglicherweise auch andere Nahrungsmittel meiden oder deren Verzehr einschränken, beispielsweise Nachtschattengewächse, Goitrogene oder Jod.

• Probieren Sie verschiedene Diäten aus, die Menschen mit Hashimoto-Thyreoiditis helfen können, wie etwa das Autoimmunprotokoll (AIP), glutenfreie, milchfreie oder mediterrane Diäten. Diese Diäten können Ihnen dabei helfen, potenzielle Auslöser zu identifizieren und zu beseitigen sowie mehr entzündungshemmende und nährstoffreiche Lebensmittel einzuführen.

Sie können mit einer Diät beginnen und diese schrittweise anpassen, oder Sie können eine Kombination von Diäten ausprobieren, die Ihren Zielen und Interessen entsprechen.

• Nehmen Sie Vitamine zur Unterstützung der Schilddrüse ein und schließen Sie etwaige Nährstofflücken in Ihrer Ernährung. Selen, Zink, Eisen, Vitamin D, B-Vitamine, Omega-3-Fettsäuren und Probiotika sind einige Nährstoffe, die für Patienten mit Hashimoto-Thyreoiditis von Vorteil sein können.

Bevor Sie jedoch irgendwelche Nahrungsergänzungsmittel einnehmen, sollten Sie immer Ihren Arzt fragen, da manche davon die Wirkung Ihrer Medikamente beeinträchtigen oder schwerwiegende Folgen haben können.

• Behalten Sie Ihre Symptome und Fortschritte im Auge, während Sie Ihre Ernährung umstellen. Um zu verfolgen, was Sie essen, wie Sie sich fühlen und welche Veränderungen Ihre Schilddrüsenfunktionstests ergeben, verwenden Sie ein Ernährungstagebuch, einen Symptomtracker oder eine Smartphone-App. Dies kann Ihnen helfen, die Wirksamkeit Ihrer Diät zu beurteilen und gegebenenfalls Anpassungen vorzunehmen.

## Realistische Ziele setzen

Das Setzen realistischer Ziele für Ihre Hashimoto-Diät kann Ihnen helfen, motiviert, konzentriert und verantwortungsbewusst zu bleiben. Sie müssen jedoch auch flexibel und geduldig sein, da es einige Zeit und einige Versuche dauern kann, bis Sie die richtige Diät für sich gefunden haben. Hier sind einige Hinweise, die Ihnen dabei helfen, realistische Ziele für Ihre Hashimoto-Diät zu setzen:

• Beginnen Sie mit kleinen, definierten Änderungen, die einfach umzusetzen und zu verfolgen sind. Sie können beispielsweise versuchen, mindestens 5 Portionen Obst und Gemüse pro Tag zu sich zu nehmen oder Gluten für einen Monat aus Ihrer Ernährung zu streichen.

• Stellen Sie sicher, dass Ihre Ziele für Sie relevant und sinnvoll sind. Sie können beispielsweise ein Ziel wählen, das mit Ihrer

Haupterkrankung zusammenhängt, wie z. B. die Steigerung Ihres Energieniveaus, oder ein gewünschtes Ergebnis, wie z. B. die Gewichtsabnahme.

• Legen Sie einen Zeitplan und eine Frist für Ihre Ziele fest, aber bleiben Sie flexibel und anpassungsfähig. Sie können beispielsweise ein kurzfristiges Ziel von einer Woche oder einem Monat und ein langfristiges Ziel von einem Jahr oder länger festlegen. Sie können Ihre Ziele auch ändern, wenn Sie mehr über Ihren Körper und Ihre Ernährung erfahren.

• Erkennen Sie Ihre Erfolge an und loben Sie sich für Ihre Bemühungen. Wenn Sie ein Ziel erreichen oder eine Herausforderung meistern, können Sie sich mit einer Massage, einem neuen Buch oder einem Filmabend belohnen.

• Suchen Sie Hilfe und Rat bei Menschen, die den gleichen Weg gehen wie Sie. Sie können sich beispielsweise einer Selbsthilfegruppe, einer Online-Community oder einem Coaching-Programm anschließen, um Informationen, Rat und Ermutigung zu erhalten.

# KAPITEL 2

## Zu vermeidende Lebensmittel, die Entzündungen verursachen

Entzündungen spielen eine entscheidende Rolle bei der Entstehung und dem Fortschreiten der Hashimoto-Thyreoiditis, einer Autoimmunerkrankung der Schilddrüse. Entzündungen können dazu führen, dass das Immunsystem Antikörper bildet, die das Schilddrüsengewebe angreifen, was zu einer verminderten Produktion von Schilddrüsenhormonen und Symptomen einer Schilddrüsenunterfunktion führt.

Deshalb ist es für die Kontrolle der Hashimoto-Thyreoiditis entscheidend, Nahrungsmittel zu vermeiden, die Entzündungen auslösen oder verstärken.

Folgende Lebensmittel gelten als entzündungsfördernd :

- Verarbeitete Lebensmittel wie Chips, Kekse, Süßigkeiten, Mikrowellengerichte, Trockensuppen, gesüßte Cerealien, Getränke und Eiscreme.

Diese Nahrungsmittel enthalten viel Zucker, ungesunde Fette, Salz, Zusatz- und Konservierungsstoffe, die alle oxidativen Stress, Insulinresistenz und Darmdurchlässigkeit fördern können, was wiederum Entzündungen begünstigen kann.

- Weißbrot, Nudeln, Reis und Backwaren sind Beispiele für raffinierte Kohlenhydrate.

Diesen Nahrungsmitteln mangelt es an Ballaststoffen und Mineralstoffen und sie können den Blutzucker- und Insulinspiegel ansteigen lassen, was wiederum Entzündungen fördert.

- Rotes Fleisch sowie verarbeitetes Fleisch wie Speck, Wurst, Schinken und Salami. Diese Lebensmittel enthalten viel gesättigtes Fett, Cholesterin und Natrium und können das Risiko von Herz-Kreislauf-Erkrankungen, Diabetes und Fettleibigkeit erhöhen, die alle zu den Hauptkomplikationen der Hashimoto-Thyreoiditis zählen.

Sie können auch Nitrate, Nitrite und andere Substanzen enthalten, die für die Schilddrüse giftig sind.

- Transfette, die häufig in frittierten Lebensmitteln, Backwaren, Margarine und Backfett vorkommen. Diese Lipide, die künstlich durch die Zugabe von Wasserstoff zu Pflanzenölen erzeugt werden, können den LDL-Cholesterinspiegel (schlechtes Cholesterin) erhöhen und den HDL-Cholesterinspiegel (gutes Cholesterin) senken, was das Risiko von Herzerkrankungen und Schlaganfällen erhöht.

Sie können auch die Umwandlung von T4 in T3 beeinflussen, die aktive Form des Schilddrüsenhormons.

• Gluten, Milchprodukte, Soja und andere potenzielle Allergene oder Nahrungsmittelunverträglichkeiten. Bei manchen Menschen, insbesondere bei Menschen mit Autoimmunerkrankungen, können diese Nahrungsmittel eine immunologische Reaktion und Entzündungen hervorrufen.

Sie können außerdem eine Schädigung der Darmschleimhaut sowie ein Leaky-Gut-Syndrom hervorrufen, wodurch Giftstoffe und Keime in den Blutkreislauf gelangen und das Immunsystem aktivieren können.

Dies kann zu einer Kreuzreaktivität führen, bei der das Immunsystem das Schilddrüsengewebe fälschlicherweise als fremden Eindringling identifiziert und zerstört.

• Goitrogene, Nachtschattengewächse und hoher Jodspiegel. Diese Nahrungsmittel können je nach individueller Anfälligkeit und Jodspiegel unterschiedliche Auswirkungen auf die Schilddrüsenfunktion haben. Goitrogene sind Chemikalien, die in Nahrungsmitteln wie Kreuzblütlern, Soja, Erdnüssen und Hirse vorkommen und die Synthese oder Aufnahme von Schilddrüsenhormonen beeinträchtigen können.

Nachtschattengewächse sind Pflanzen aus der Familie der Nachtschattengewächse wie Tomaten, Kartoffeln, Paprika und Auberginen, die bei manchen Menschen Entzündungen und Schmerzen verursachen können.

Ein Überschuss an Jod kann möglicherweise die Hashimoto-Krankheit verursachen oder verschlimmern, indem es die Bildung von Schilddrüsenantikörpern anregt und die Schilddrüsenentzündung verstärkt.

## Entzündungshemmende Lebensmittel

Bei einer entzündungshemmenden Ernährung stehen vollwertige, nährstoffreiche Lebensmittel im Mittelpunkt, die nachweislich Entzündungen im Körper lindern.

Diese Diät ist reich an Obst und Gemüse, Vollkorn, magerem Eiweiß und gesunden Fetten, während verarbeitete Lebensmittel, Zucker und raffinierte Kohlenhydrate eingeschränkt oder ganz vermieden werden.

Im Folgenden sind einige der wichtigsten Elemente aufgeführt, die in einer entzündungshemmenden Diät bei Hashimoto-Thyreoiditis enthalten sein sollten:

• Blattgemüse wie Spinat, Grünkohl und Blattkohl. Diese Gemüsesorten sind reich an Antioxidantien, Ballaststoffen und Vitamin K, die Ihre Zellen vor oxidativem Stress schützen und Ihr Immunsystem stärken können.

• Beispiele für Beeren sind Blaubeeren, Erdbeeren und Himbeeren. Diese Früchte enthalten viel Anthocyane, Flavonoide mit entzündungshemmenden und antioxidativen Eigenschaften.

Sie können auch zur Senkung des Blutdrucks und zur Verbesserung der Blutgefäßfunktion beitragen.

• Fettreicher Fisch wie Sardinen, Makrelen und Lachs. Diese Fische sind reich an Omega-3-Fettsäuren, die bei der Regulierung von Entzündungen und immunologischen Reaktionen helfen können . Omega-3-Fettsäuren können auch die Schilddrüsenfunktion unterstützen, indem sie die Umwandlung von T4 in T3, die aktive Form des Schilddrüsenhormons, erhöhen.

• Zu den Nüssen und Samen zählen beispielsweise Mandeln, Walnüsse, Leinsamen und Chiasamen. Diese Nahrungsmittel sind reich an gesunden Fetten, Proteinen, Ballaststoffen und Mineralien wie Selen, Zink und Magnesium.

Selen ist für die Gesundheit der Schilddrüse sehr wichtig, da es an der Synthese und dem Stoffwechsel der Schilddrüsenhormone beteiligt ist und zur Verringerung der Schilddrüsenantikörper beitragen kann.

• Kokosnussöl und Olivenöl. Diese Öle enthalten eine hohe Konzentration an einfach ungesättigten und mittelkettigen gesättigten Fetten, die Entzündungen lindern und den Cholesterinspiegel verbessern können.

Olivenöl enthält außerdem Oleocanthal, einen entzündungshemmenden Stoff, der mit Ibuprofen verwandt ist.

• Kräuter und Gewürze wie Kurkuma, Ingwer, Knoblauch und Rosmarin. Diese Würzmittel mit entzündungshemmenden, antimikrobiellen und antioxidativen Eigenschaften können Ihren Rezepten sowohl Geschmack als auch gesundheitliche Vorteile verleihen.

Curcumin, ein starker entzündungshemmender Inhaltsstoff in Kurkuma, kann helfen, die Aktivität entzündungsfördernder Zytokine zu verringern.

# Gleichgewicht der Jodaufnahme

Jod ist ein notwendiges Mineral für die Bildung von Schilddrüsenhormonen. Zu viel oder zu wenig Jod kann jedoch schädlich für Ihre Schilddrüsenfunktion und die Hashimoto-Krankheit sein. Daher ist die Optimierung Ihrer Jodaufnahme für eine ordnungsgemäße Schilddrüsenfunktion von entscheidender Bedeutung.

Erwachsene sollten täglich 150 µg Jod zu sich nehmen, während schwangere und stillende Frauen 220 µg bzw. 290 µg zu sich nehmen sollten.

Ein Überschuss an Jod kann hingegen einen Autoimmunangriff auf die Schilddrüse auslösen oder verstärken, was bei bestimmten Personen mit Hashimoto-Thyreoiditis zu verstärkten Entzündungen und Schilddrüsenschäden führt.

Natürliche Nahrungsmittelquellen sind anstelle von Tabletten oder Jodsalz die beste Methode, um Ihren Jodverbrauch auszugleichen. Die folgenden Nahrungsmittel enthalten moderate Mengen Jod:

• Zu Meeresfrüchten zählen beispielsweise Fisch, Schalentiere und Meeresalgen. Diese Nahrungsmittel haben einen hohen Jodgehalt, enthalten aber auch Nährstoffe, die sich positiv auf die Schilddrüsenfunktion auswirken, wie Selen, Zink und Omega-3-Fettsäuren.

Sie sollten jedoch den übermäßigen Verzehr von Seetang vermeiden, da dieser einen hohen Jodgehalt aufweist, der gefährlich sein kann.

• Zu den Milchprodukten gehören Milch, Käse und Joghurt. Diese Lebensmittel enthalten Jod sowie Kalzium, Eiweiß und Vitamin D. Milchprodukte hingegen können bei manchen Menschen mit Hashimoto Entzündungen und Verdauungsprobleme auslösen. Wenn Sie laktoseintolerant oder allergisch auf Milchprodukte reagieren, sollten Sie den Verzehr dieser Produkte vermeiden oder einschränken.

• Eier. In Eiern sind Jod, Protein, gesunde Fette und Cholin enthalten.

Cholin ist eine Substanz, die Ihre Leberfunktion verbessern kann, was für den Schilddrüsenhormonstoffwechsel wichtig ist.

Sie sollten Mahlzeiten mit extrem hohem oder extrem niedrigem Jodgehalt vermeiden oder einschränken, da diese Ihr Schilddrüsengleichgewicht stören können . Einige dieser Lebensmittel sind:

• Jodiertes Salz. Jodiertes Salz ist Speisesalz, das mit Jod behandelt wurde, um Jodmangel vorzubeugen. Jodiertes Salz kann jedoch zu viel Jod liefern, was Hashimoto verschlimmern kann. Natürliche

Salze wie Meersalz oder Himalaya-Salz enthalten Spuren von Jod und anderen Mineralien.

• Nahrungsergänzungsmittel mit Jod. Jodpräparate sind Tabletten oder Tropfen mit hohem Jodgehalt, typischerweise in Form von Kaliumjodid oder Kelp. Diese Nahrungsergänzungsmittel werden Hashimoto-Patienten nicht empfohlen, da sie eine Jodvergiftung verursachen und den Autoimmunprozess verschlimmern können.

Die Einnahme von Jodpräparaten sollte ausschließlich unter ärztlicher Aufsicht und nur bei nachgewiesenem Jodmangel erfolgen.

## Wichtige Küchenutensilien für die Hashimoto-Diät

Um Ihre eigenen Mahlzeiten und Snacks aus Vorratsvorräten zuzubereiten, benötigen Sie einige wichtige Küchengeräte, die das Kochen schneller und schneller machen. Im Folgenden sind einige wichtige Küchengeräte für die Hashimoto-Diät aufgeführt:

• Eine Küchenmaschine oder ein Mixer. Mit diesen Geräten können Sie Smoothies, Suppen, Soßen, Dips, Dressings, Nussbutter und mehr herstellen. Sie können Ihnen auch dabei helfen, Ihre Lebensmittel schnell zu hacken, zu schneiden, zu reiben und zu pürieren, was Ihnen Zeit und Arbeit spart.

• Ein Schongarer oder ein Schnellkochtopf. Diese Geräte können Ihnen dabei helfen, Ihre Mahlzeiten bei niedrigen Temperaturen über längere Zeiträume zu garen, sodass die Nährstoffe und Aromen Ihrer Zutaten erhalten bleiben. Sie können Ihnen auch dabei helfen, zartes und saftiges Fleisch, Eintöpfe, Suppen und andere Gerichte mit weniger Aufsicht und Aufräumen zuzubereiten.

• Eine antihaftbeschichtete Bratpfanne oder eine Bratpfanne aus Gusseisen. Mit diesem Kochgeschirr können Sie Ihr Essen mit weniger Öl und gleichmäßigerer Wärmeverteilung sautieren, braten, backen und rösten. Sie können damit auch knusprige und köstliche Speisen wie Rösti, Frittatas und Pfannkuchen zubereiten.

• Eine Muffinform oder ein Backblech. Mit glutenfreiem Mehl und natürlichen Süßungsmitteln können Sie Ihr eigenes Brot, Ihre eigenen Muffins, Kekse und mehr backen. Sie können Ihnen auch dabei helfen, Gemüse, Nüsse und Samen zu rösten, um deren Geschmack und Konsistenz zu verbessern.

• Eine Mandoline oder ein Spiralschneider. Diese Geräte können Ihnen dabei helfen, Gemüse in Nudeln, Streifen oder Scheiben zu verwandeln und Salaten, Suppen und Pfannengerichten mehr Abwechslung und Spannung zu verleihen. Sie können Ihnen auch dabei helfen, Ihre Kohlenhydrataufnahme zu reduzieren und gleichzeitig Ihre Gemüseaufnahme zu erhöhen, was Ihr Gewicht und Ihren Blutzuckerspiegel verbessern kann.

# KAPITEL 3

## Rezepte zum Frühstück

## Becher Kokosjoghurt mit frischen Früchten

**Portionen pro Rezept: 1**

**5 Minuten Vorbereitungszeit**

**Zutaten**

- 1 Tasse ungesüßter Kokosjoghurt (oder Ihr bevorzugter milchfreier Joghurt)
- 1/4 Tasse frische Beeren (Blaubeeren, Himbeeren, Erdbeeren usw.)
- Ein Esslöffel fein gehackte Nüsse (Pekannüsse, Walnüsse oder Mandeln)
- 1 Teelöffel (optional) Honig oder Ahornsirup

**Methode :**

- Joghurt und Beeren in eine kleine Schüssel schichten.
- Die Nüsse darüberstreuen und nach Belieben mit Honig oder Ahornsirup beträufeln.
- Genießen!

# Reiskuchen mit Sonnenbutter und frischen Erdbeeren oder Marmelade

**Portionen pro Rezept: 1**

**5 Minuten Vorbereitungszeit**

**Zutaten**

- 1 Reiskuchen (vorzugsweise Naturreis oder Wildreis)
- 2 EL Sonnenbutter (oder Ihre Lieblingsnuss- oder -samenbutter)
- 1 EL Marmelade (idealerweise zuckerfrei und bio) oder 1/4 Tasse frische Erdbeeren, in Scheiben geschnitten

**Methode:**

- Die Sonnenbutter gleichmäßig auf dem Reiskuchen verteilen.
- Nach Belieben mit Marmelade oder Erdbeeren belegen.
- Genießen!

# Frühstückswürstchen mit Grünkohl, Kimchi und Applegate

**Zwei Portionen**

**15 Minuten Vorbereitungszeit**

**Zutaten**

6. 4 Applegate-Frühstückswürste (Chicken Sage oder Savory Turkey)
7. 2 Tassen Grünkohl, gehackt
8. 1/4 Tasse Kimchi (vorzugsweise biologisch und nicht pasteurisiert)

- 1 Esslöffel Kokosöl oder Ghee
- Nach Belieben etwas Pfeffer und Salz darüberstreuen.

**Methode:**

- Braten Sie die Würstchen in einer großen Pfanne bei mittlerer bis hoher Hitze etwa 10 Minuten lang unter regelmäßigem Drehen, bis sie braun und durchgegart sind.
- Legen Sie die Würstchen auf eine Platte und stellen Sie sie zum Warmhalten beiseite.
- Das Kokosöl oder Ghee in derselben Pfanne bei mittlerer Hitze schmelzen und den Grünkohl hinzufügen.

- Mit Salz und Pfeffer würzen und unter regelmäßigem Wenden etwa 5 Minuten anbraten, bis es welk und weich ist.

- Weitere 5 Minuten kochen oder bis das Kimchi durchgewärmt ist.

- Genießen Sie die Grünkohl-Kimchi-Mischung mit den Würstchen!

# Glutenfreier Hafer mit Honig und wilden Blaubeeren

**Portionen pro Rezept: 1**

**Zehn Minuten Vorbereitungszeit**

**Zutaten**

- 1/2 Tasse glutenfreie Haferflocken
- 1 Tasse ungesüßte Mandelmilch oder Wasser
- 1/4 Tasse frische oder gefrorene wilde Blaubeeren
- 1 Esslöffel Hanfsamen
- 1 Teelöffel (optional) Honig oder Ahornsirup

**Methode :**

- Bringen Sie das Wasser oder die Mandelmilch in einem kleinen Topf bei mittlerer bis hoher Hitze zum Kochen.

- Die Haferflocken unterrühren und die Hitze reduzieren.

- Unter regelmäßigem Rühren etwa 10 Minuten köcheln lassen, bis die Haferflocken weich und cremig sind.
- Weitere 5 Minuten unter Einrühren der Blaubeeren und Hanfsamen kochen, bis die Blaubeeren warm sind und platzen.
- Die Haferflocken in eine Schüssel geben und nach Belieben mit Honig oder Ahornsirup toppen.
- Genießen!

## Paleo-Frühstücks-Burritos aus dem Gefrierschrank

**Acht Portionen**

**30 Minuten Vorbereitungszeit**

**Zutaten**

- 8 Paleo-Tortillas (Sie können Ihre eigenen machen oder sie von dieser Marke kaufen).
- 8 Eier
- 1 Esslöffel ungesüßte Mandelmilch
- Nach Belieben etwas Pfeffer und Salz darüberstreuen.
- 1 Esslöffel Kokosöl oder Ghee
- 1/2 Pfund Bio-Frühstückswurst ohne Nitrate

- 1/4 Tasse gehackte Zwiebeln

- 1/4 Tasse gewürfelte Paprika

- 1/4 Tasse Koriander, gehackt

- 1 Esslöffel Salsa

- Nach Belieben etwas Pfeffer und Salz darüberstreuen.

**Methode** :

- In einer mittelgroßen Rührschüssel Eier und Mandelmilch verquirlen und mit Salz und Pfeffer würzen.

- Braten Sie die Wurst in einer großen Pfanne bei mittlerer bis hoher Hitze etwa 15 Minuten lang, wobei Sie sie mit einem Spatel zerteilen, bis sie gebräunt und durchgegart ist. Nehmen Sie die Wurst aus der Pfanne und legen Sie sie in eine Schüssel.

- Das Kokosöl oder Ghee in derselben Pfanne bei mittlerer Hitze schmelzen und die Zwiebel und die Paprika hinzufügen. Unter gelegentlichem Rühren etwa 10 Minuten kochen, bis alles weich und durchsichtig ist. Nach dem Hinzufügen von Koriander und Salsa mit Salz und Pfeffer würzen. Weitere 5 Minuten kochen, bis alles gut erhitzt ist.

- Eine weitere Pfanne mit Bratöl besprühen und bei mittlerer bis niedriger Hitze etwa 1/4 Tasse der Eiermischung hinzufügen. Die Pfanne schwenken, um das Ei richtig zu verteilen, und etwa 3 Minuten braten, bis es fest ist.

- Eine weitere Minute kochen, dann das Ei auf einen Teller legen. Mit der restlichen Eimischung wiederholen, bis insgesamt 8 Eierwraps entstanden sind.

- Legen Sie eine Tortilla auf ein großes Stück Backpapier, um die Burritos zusammenzustellen. Legen Sie einen Eierwickel darauf und löffeln Sie dann einen Teil der Wurst-Gemüse-Mischung darauf. Falten Sie die Unterkante der Tortilla über die Füllung, falten Sie dann die Kanten ein und rollen Sie sie fest auf. Wickeln Sie den Burrito in Backpapier und befestigen Sie ihn mit Klebeband oder Schnur. Wiederholen Sie dies mit den restlichen Zutaten, um insgesamt 8 Burritos zuzubereiten.

- Um die Burritos einzufrieren, legen Sie sie in einer Lage auf ein Backblech und stellen Sie sie mindestens 4 Stunden lang in den Gefrierschrank, bis sie fest sind. Legen Sie sie dann in einen gefrierfesten Beutel oder Behälter und frieren Sie sie bis zu 3 Monate lang ein.

- Nehmen Sie die Burritos aus dem Backpapier und erhitzen Sie sie 3 Minuten lang in der Mikrowelle, bis sie heiß und geschmolzen sind. Alternativ können Sie sie auch etwa 15 Minuten lang in einem auf 190 °C vorgeheizten Ofen backen, bis sie knusprig und goldbraun sind.

- Genießen!

# Hash Paleo Roter Flanell

**Vier Portionen**

**Die Vorbereitungszeit beträgt 40 Minuten.**

**Zutaten**

- 4 mittelgroße geschälte und geschnittene Rote Bete
- 2 Esslöffel Kokosöl oder Ghee
- Nach Belieben etwas Pfeffer und Salz darüberstreuen.
- 4 Speckstücke, gehackt
- 1 große gehackte Zwiebel
- 2 große geschältc und gehackte Süßkartoffeln
- 4 Eier
- 2 EL Petersilie, gehackt

**Methode:**

- Stellen Sie die Ofentemperatur auf 220 °C (425 °F) ein und legen Sie Backpapier auf ein Backblech.
- Die Rüben in einer großen Rührschüssel mit 1 Esslöffel Kokosöl oder Ghee vermengen und mit Salz und Pfeffer würzen. In einer Schicht auf dem vorbereiteten Backblech verteilen und 25 Minuten rösten oder bis sie weich und karamellisiert sind.
- Braten Sie den Speck in einer großen ofenfesten Pfanne bei mittlerer bis hoher Hitze etwa 15 Minuten unter

gelegentlichem Umrühren, bis er knusprig ist. Lassen Sie den Speck auf einem mit Papiertüchern ausgelegten Teller warm.

- Die Zwiebel in derselben Pfanne bei mittlerer Hitze etwa 10 Minuten unter gelegentlichem Wenden braten, bis sie weich und goldbraun ist. Mit Salz und Pfeffer würzen und die Süßkartoffeln und den restlichen Esslöffel Kokosöl oder Ghee hinzufügen. Weitere 15 Minuten unter regelmäßigem Wenden braten oder bis die Süßkartoffeln goldbraun und durchgegart sind.
- Die gerösteten Rüben und den Speck unterheben und mit einem Spatel flach drücken. Vier Mulden in das Hash formen und jeweils ein Ei hineinlegen. Die Eier mit Salz und Pfeffer würzen und in den Ofen geben. 10 Minuten backen oder bis die Eier vollständig gar sind.
- Das Hash mit Petersilie garnieren und heiß oder warm servieren.
- Genießen!

# Blaubeermuffins bei der Keto-Diät

**12 Portionen**

**30 Minuten Vorbereitungszeit**

**Zutaten**

- 1 Tasse Mandelmehl
- 1 Esslöffel Kokosmehl
- 1/4 Tasse Erythritgranulat oder Mönchsfruchtsüßstoff
- 2 Esslöffel Backpulver
- 1/4 Teelöffel Salz
- 4 Eier
- 1 Esslöffel erhitztes Kokosöl oder Ghee
- 1 Esslöffel ungesüßte Mandelmilch
- 1 Teelöffel Vanilleextrakt
- 1 Tasse Blaubeeren, frisch oder gefroren

**Methode :**

- Heizen Sie den Backofen auf 350 °F vor und bereiten Sie ein Muffinblech mit 12 Mulden und Papierförmchen vor.
- Mandelmehl, Kokosmehl, Erythrit, Backpulver und Salz in einer großen Rührschüssel verquirlen.
- Eier, Kokosöl, Mandelmilch und Vanilleextrakt in einer mittelgroßen Rührschüssel verquirlen.

- Die feuchten und trockenen Zutaten gut verrühren. Die Blaubeeren vorsichtig unterheben.
- Verteilen Sie den Teig gleichmäßig auf die Muffinformen, bis diese etwa zu 3/4 gefüllt sind.
- Mitte gesteckter Zahnstocher sauber herauskommt, 20 bis 25 Minuten backen.
- Lassen Sie die Muffins in der Form etwas abkühlen, bevor Sie sie zum vollständigen Abkühlen auf ein Kuchengitter legen.
- Genießen!

# Frühstückssandwich mit Ei und Speck und Süßkartoffelpuffern

**Vier Portionen**

**30 Minuten Vorbereitungszeit**

**Zutaten**

- 2 mittelgroße geschälte und geriebene Süßkartoffeln
- 2 leicht geschlagene Eier
- 2 Esslöffel Kokosmehl
- Nach Belieben etwas Pfeffer und Salz darüberstreuen.
- Kochen mit Kokosöl oder Ghee
- 8 Speckstücke
- 4 Eier
- 4 (optional) Scheiben Käse
- Vier Salatblätter
- 4 Scheiben Tomaten

**Methode:**

- Die überschüssige Flüssigkeit aus den geriebenen Süßkartoffeln in einer großen Rührschüssel auspressen. Eier, Kokosmehl, Salz und Pfeffer unterrühren.
- Etwas Kokosöl oder Ghee in einer großen Pfanne bei mittlerer bis hoher Hitze schmelzen und etwa 1/4 Tasse der Süßkartoffelmischung hinzufügen. Etwa 4 Minuten auf jeder

Seite braten oder bis sie goldbraun und knusprig sind, dabei mit einem Spatel flach drücken. Mit den restlichen Zutaten wiederholen, um insgesamt 8 Süßkartoffelpfannkuchen zuzubereiten. Im Ofen oder auf einer mit Folie umwickelten Platte erwärmen.

- Den Speck in derselben Pfanne bei mittlerer bis hoher Hitze etwa 10 Minuten unter gelegentlichem Umrühren braten, bis er knusprig ist. Den Speck aus der Pfanne nehmen und auf einer Platte warmhalten.

- Sprühen Sie etwas Bratöl in eine andere Pfanne bei mittlerer bis niedriger Hitze und schlagen Sie ein Ei auf. Drei Minuten braten, oder bis das Eigelb noch flüssig, das Eiweiß aber fest ist. Wenn Sie Käse verwenden, schmelzen Sie ihn in der letzten Minute des Bratens, indem Sie eine Scheibe zum Ei geben und die Pfanne mit einem Deckel abdecken. Wiederholen Sie dies mit den restlichen Eiern und dem restlichen Käse, bis Sie insgesamt vier Eier haben.

- Um die Sandwiches zuzubereiten, beginnen Sie mit einem Süßkartoffelpfannkuchen und belegen Sie ihn mit einem Salatblatt, einer Tomatenscheibe, zwei Scheiben Speck und einem Ei. Genießen Sie es mit einem weiteren Süßkartoffelpfannkuchen!

# Frühstücks-Hash mit Loaded Paleo

**Vier Portionen**

**Die Vorbereitungszeit beträgt 40 Minuten.**

**Zutaten**

- 4 mittelgroße geschälte und gewürfelte Russet-Kartoffeln
- 2 Esslöffel Kokosöl oder Ghee
- Nach Belieben etwas Pfeffer und Salz darüberstreuen.
- 1/2 Pfund Hackfleisch (vorzugsweise von grasgefütterten Tieren)
- 1 Esslöffel geräucherter Paprika
- 1 Teelöffel Knoblauchpulver
- 1/4 Teelöffel Kreuzkümmel
- 1/4 Teelöffel Oregano
- 1 Teelöffel Cayennepfeffer
- 1/4 Tasse gehackte Zwiebeln
- 1/4 Tasse gewürfelte Paprika
- 1 Tasse Babyspinat
- 4 Eier
- 1/4 Tasse Petersilie, gehackt

**Methode:**

- Stellen Sie die Ofentemperatur auf 220 °C (425 °F) ein und legen Sie Backpapier auf ein Backblech.

- Die Kartoffeln in einer großen Rührschüssel mit 1 Esslöffel Kokosöl oder Ghee vermengen und mit Salz und Pfeffer würzen. Die Kartoffeln in einer Schicht auf dem vorbereiteten Backblech verteilen und 25 Minuten rösten, oder bis sie weich und goldbraun sind.

- Das Hackfleisch in einer großen ofenfesten Pfanne bei mittlerer bis hoher Hitze etwa 15 Minuten braten, dabei mit einem Spatel zerkleinern, bis es braun und durchgegart ist. Überschüssiges Fett entfernen und geräuchertes Paprikapulver, Knoblauchpulver, Kreuzkümmel, Oregano und Cayenne-Pfeffer hinzufügen. Das Rindfleisch nach Geschmack mit Salz und Pfeffer würzen und in eine Schüssel geben.

- Den restlichen Esslöffel Kokosöl oder Ghee in der gleichen Pfanne bei mittlerer Hitze erhitzen und Zwiebel und Paprika unter gelegentlichem Wenden etwa 10 Minuten anbraten, bis sie weich und glasig sind.

- Weitere 5 Minuten kochen, oder bis der Spinat welk und hellgrün ist.

- Die gerösteten Kartoffeln und das Fleisch unterheben und mit einem Spatel flach drücken. Vier Mulden in das Hash formen und jeweils ein Ei hineinlegen. Die Eier mit Salz und Pfeffer würzen und in den Ofen geben. 10 Minuten backen oder bis die Eier vollständig gar sind.

- Das Hash mit Petersilie garnieren und heiß oder warm servieren.
- Genießen!

# KAPITEL 4

## Rezepte für Smoothies und Snacks

## Smoothie mit Orangen und Bananen

1 Portion

Zubereitungszeit: 5 Minuten

Zutaten:

- 1/2 Tasse Mandelmilch, ungesüßt
- 1/4 Tasse Orangensaft, frisch gepresst
- 1 kleine geschälte und gefrorene Banane
- 1 Teelöffel Vanilleextrakt
- Eine Prise Zimt

• **Methode:**

- Geben Sie alle Zutaten in einen Mixer und mixen Sie, bis die Masse glatt und cremig ist.
- In ein Glas gießen und trinken!

# Smoothie mit Honigmelone und Mandeln

**2 Portionen**

**Zubereitungszeit: 10 Minuten**

**Zutaten:**

- 2 Tassen gefrorene Honigmelonenwürfel
- 1 Tasse Mandelmilch, ungesüßt
- 2 Esslöffel Mandelbutter
- 1 Esslöffel Honig oder Ahornsirup
- Ein paar Eiswürfel

**Methode:**

- Geben Sie alle Zutaten in einen Mixer und verarbeiten Sie sie, bis eine glatte, schaumige Masse entsteht.
- In zwei Gläser gießen und servieren!

# Smoothie mit Erdbeeren und grünem Tee

**1 Portion**

**Zubereitungszeit: 10 Minuten**

**Zutaten:**

- 1/2 Tasse gekühlter aufgebrühter grüner Tee
- Eine halbe Tasse ungesüßte Kokosmilch

- 1 Tasse Erdbeeren, frisch oder gefroren

- 1 Esslöffel Chiasamen

- 1 Teelöffel (optional) Honig oder Ahornsirup

**Methode:**

- Geben Sie alle Zutaten in einen Mixer und mixen Sie, bis die Masse glatt und dick ist.

- In ein Glas gießen und trinken!

## Smoothie mit Ananas Mama

**2 Portionen**

**Zubereitungszeit: 10 Minuten**

**Zutaten:**

- 1 Tasse Kokosmilch, ungesüßt

- 1/2 Tasse ungesüßter Kokosjoghurt

- 2 Tassen Ananasstücke, frisch oder gefroren

- 1 Esslöffel Kokosraspeln

- 2 Esslöffel Hanfsamen

- 1 Teelöffel Vanilleextrakt

- Ein paar Eiswürfel

**Methode:**

- Geben Sie alle Zutaten in einen Mixer und mixen Sie, bis die Masse glatt und cremig ist.
- In zwei Gläser gießen und servieren!

## Smoothie mit Blaubeeren-Blast

**1 Portion**

**Zubereitungszeit: 5 Minuten**

**Zutaten:**

- 1/2 Tasse Mandelmilch, ungesüßt
- 1/4 Tasse ungesüßter Kokosjoghurt
- 1 Tasse Blaubeeren, frisch oder gefroren
- 14 Teelöffel Zimt
- 1 Messlöffel Erbsenprotein, 1 Messlöffel nicht denaturiertes Molkenprotein oder 1 Messlöffel Hydro-Rindfleischprotein

**Methode:**

- Geben Sie alle Zutaten in einen Mixer und mixen Sie, bis die Masse glatt und dick ist.
- In ein Glas gießen und trinken!

# Smoothie mit gemischten Beeren und Banane

**2 Portionen**

**Zubereitungszeit: 10 Minuten**

**Zutaten:**

- 1 Tasse Mandelmilch, ungesüßt
- 1/2 Tasse ungesüßter Kokosjoghurt
- 1 kleine geschälte und gefrorene Banane
- 1 Tasse frische oder gefrorene gemischte Beeren (wie Himbeeren, Brombeeren und Erdbeeren)
- 2 Esslöffel Leinsamen
- 1 Teelöffel (optional) Honig oder Ahornsirup

**Methode:**

- Geben Sie alle Zutaten in einen Mixer und verarbeiten Sie sie, bis eine glatte, schaumige Masse entsteht.
- In zwei Gläser gießen und servieren!

# Reiskuchen mit Sonnenbutter und frischen Erdbeeren oder Marmelade

**1 Portion**

**Zubereitungszeit: 5 Minuten**

**Zutaten:**

- 1 Reiskuchen (vorzugsweise Naturreis oder Wildreis)
- 2 EL Sonnenbutter (oder Ihre Lieblingsnuss- oder -samenbutter)
- 1 EL Marmelade (idealerweise zuckerfrei und bio) oder 1/4 Tasse frische Erdbeeren, in Scheiben geschnitten

**Methode:**

- Die Sonnenbutter gleichmäßig auf dem Reiskuchen verteilen.
- Nach Belieben mit Marmelade oder Erdbeeren belegen.
- Genießen!

# Kokosflocken oder Chips

**4 Portionen**

**Zubereitungszeit: 15 Minuten**

**Zutaten:**

- 2 Tassen ungesüßte Kokoschips oder -flocken
- 1 EL geschmolzenes Kokosöl
- 1 Esslöffel Honig oder Ahornsirup
- Eine Prise Salz

**Methode:**

- Heizen Sie den Ofen auf 150 °C (300 °F) vor und legen Sie ein Backblech mit Backpapier aus.
- Mischen Sie die Kokosflocken oder -chips mit dem Kokosöl, dem Honig und dem Salz in einer großen Rührschüssel.
- Legen Sie sie in einer Schicht auf das vorbereitete Backblech und backen Sie sie 10 bis 15 Minuten lang oder bis sie goldbraun und knusprig sind. Rühren Sie sie dabei ein- oder zweimal um.
- Auf dem Backblech vollständig abkühlen lassen, bevor Sie es bis zu einer Woche lang in einem luftdichten Behälter aufbewahren.
- Genießen!

# Kokosjoghurt ohne Zucker

**4 Portionen**

**Zubereitungszeit: 24 Stunden**

**Zutaten:**

- 2 Dosen Kokosmilch mit vollem Fettgehalt
- 4 Tabletten Probiotika

**Methode :**

- Schütteln Sie die Dosen mit Kokosmilch gründlich, bevor Sie sie in ein Glasgefäß gießen.
- Entnehmen Sie das Pulver aus den probiotischen Kapseln und streuen Sie es über die Kokosmilch. Vermengen Sie alle Zutaten gründlich mit einem Holzlöffel.
- Wickeln Sie ein Käsetuch oder ein Papiertuch um das Glas und befestigen Sie es mit einem Gummiband.
- Lassen Sie das Glas 24 Stunden lang oder bis die Masse dick und sauer ist an einem warmen Ort stehen, beispielsweise im Backofen bei eingeschaltetem Licht.
- Stellen Sie den Joghurt für mindestens 4 Stunden in den Kühlschrank, oder bis er fest ist.
- Genießen!

# Tiger Seeds

**4 Portionen**

**Zubereitungszeit: 10 Minuten**

**Zutaten:**

- 1/2 Tasse Erdmandeln
- Wasser
- Optionales Salz

**Methode :**

- Die Erdmandeln gründlich abspülen und in ein großes Rührbecken geben.
- Lassen Sie sie mindestens 12 Stunden oder bis zu 48 Stunden einweichen und wechseln Sie das Wasser alle 12 Stunden.
- Die Erdmandeln abtropfen lassen und nochmals abspülen.
- Nach Belieben mit Salz bestreuen und servieren!

# AIP-freundliches Beef Jerky

**8 Portionen**

**Zubereitungszeit: 8 Stunden**

**Zutaten:**

- 2 Pfund grasgefüttertes Rindfleisch, quer zur Faser in dünne Scheiben geschnitten
- 1 Esslöffel Kokosnussaminos
- 2 Esslöffel Apfelessig
- 2 EL Honig/Ahornsirup
- 1 Teelöffel Knoblauchpulver
- 1 Esslöffel Zwiebelpulver
- 1/2 Teelöffel Salz
- 1/4 Teelöffel gemahlener schwarzer Pfeffer (bei AIP weglassen)

**Methode :**

- Mischen Sie Kokosnussaminos, Apfelessig, Honig, Knoblauchpulver, Zwiebelpulver, Salz und Pfeffer in einem großen Ziplock -Beutel. Verschließen Sie den Beutel, nachdem Sie die Rindfleischscheiben hineingegeben haben. Kühlen Sie ihn mindestens 4 Stunden oder bis zu über Nacht, nachdem Sie den Beutel massiert haben, um das Fleisch gründlich zu bedecken.

- Heizen Sie den Ofen auf 170 Grad Fahrenheit vor und legen Sie zwei Backbleche mit Backpapier aus.

- Die Rindfleischscheiben nach dem Abtropfen mit Küchenpapier trockentupfen. Sie in einer Lage auf den vorbereiteten Backblechen auslegen und dabei etwas Abstand zwischen ihnen lassen.

- Backen Sie die Kekse 3 bis 4 Stunden lang oder bis sie trocken und zäh sind. Wenden Sie sie dabei nach der Hälfte der Zeit.

- Auf den Backblechen vollständig abkühlen lassen, bevor Sie es bis zu einer Woche lang in einem luftdichten Behälter aufbewahren.

- Genießen!

# KAPITEL 5

## Rezepte für Salate und Suppen

## Quinoa mit Fenchel, Weintrauben, Mandelsplittern, Thymian, Olivenöl und Rotweinessig

**4 Portionen**

**Zubereitungszeit: 30 Minuten**

**Zutaten:**

- 1 Tasse gewaschener und abgetropfter Quinoa
- 2 Tassen Gemüsebrühe oder Wasser
- Nach Belieben etwas Pfeffer und Salz darüberstreuen.
- 1 Esslöffel Olivenöl
- 2 Esslöffel Rotweinessig
- 1 Esslöffel getrockneter Thymian
- 1 Teelöffel Knoblauchpulver
- 1 Fenchelknolle, geputzt und gehackt
- 2 Tassen halbierte rote kernlose Trauben
- 1/4 Tasse geröstete Mandelsplitter
- 2 EL Petersilie, gehackt

**Methode:**

- Quinoa, Wasser oder Brühe und eine Prise Salz in einem mittelgroßen Topf bei starker Hitze zum Kochen bringen. Auf niedrige Hitze reduzieren und abgedeckt 15 bis 20 Minuten köcheln lassen, oder bis der Quinoa schaumig ist und die Flüssigkeit absorbiert wurde. In eine große Rührschüssel geben und mit einer Gabel auflockern.
- Olivenöl, Essig, Thymian, Knoblauchpulver, Salz und Pfeffer in einer kleinen Schüssel verquirlen. Das Dressing über den Quinoa träufeln und gut vermengen.
- Fenchel, Weintrauben, Mandeln und Petersilie unterrühren, bis alles gut vermischt ist.
- Warm oder kalt servieren oder bis zu 3 Tage im Kühlschrank aufbewahren.
- Genießen!

# Rucola, Birnen, Rüben, gehobelte Mandeln, Olivenöl und Balsamico-Essig

**4 Portionen**

**Zubereitungszeit: 40 Minuten**

**Zutaten:**

- 4 mittelgroße geschälte und geschnittene Rote Bete
- 2 Esslöffel Olivenöl
- Nach Belieben etwas Pfeffer und Salz darüberstreuen.
- 6 Tassen Rucola Baby
- 2 geschälte und in Scheiben geschnittene reife Birnen
- 1/4 Tasse geröstete Mandelsplitter
- 1 Esslöffel Balsamico-Essig
- 2 EL Honig/Ahornsirup

**Methode:**

- Stellen Sie die Ofentemperatur auf 220 °C (425 °F) ein und legen Sie Backpapier auf ein Backblech.
- Die Rüben mit 1 Esslöffel Olivenöl in einer großen Rührschüssel vermengen und mit Salz und Pfeffer würzen. In einer Schicht auf dem vorbereiteten Backblech verteilen und 25 Minuten rösten, oder bis sie weich und karamellisiert sind.

- Den Rucola mit dem restlichen 1 EL Olivenöl in einer großen Salatschüssel vermengen und mit Salz und Pfeffer würzen. Die gerösteten Rüben und Birnenstücke darauf verteilen. Die Mandeln auf dem Salat verteilen.

- Bringen Sie Essig und Honig in einem kleinen Topf bei mittlerer bis hoher Hitze zum Kochen. Reduzieren Sie die Hitze auf niedrige Stufe und lassen Sie das Ganze unter gelegentlichem Rühren 10 bis 15 Minuten lang weiterkochen, oder bis die Mischung dick und sirupartig ist.

- Die Balsamico-Glasur über den Salat träufeln und bei Zimmertemperatur oder sofort servieren.

- Genießen!

## Spinat, Erdbeeren, geröstete Kürbiskerne, Balsamico-Essig, Olivenöl

**4 Portionen**

**Zubereitungszeit: 15 Minuten**

**Zutaten:**

- 8 Tassen frischer Babyspinat

- 2 Tassen Erdbeeren, in Scheiben geschnitten

- 1 Esslöffel geröstete Kürbiskerne

- 1 Esslöffel Olivenöl
- 2 Esslöffel Balsamico-Essig
- Nach Belieben etwas Pfeffer und Salz darüberstreuen.

**Methode:**

- Den Spinat mit Olivenöl und Essig in einer großen Salatschüssel vermengen und mit Salz und Pfeffer würzen.
- Sofort oder gekühlt mit Erdbeeren und Kürbiskernen garnieren.
- Genießen!

# Römersalat , Tomaten, Gurken, rote Zwiebeln, Oliven, natives Olivenöl extra und Rotweinessig

**4 Portionen**

**Zubereitungszeit: 15 Minuten**

**Zutaten:**

- 8 Tassen Römersalat, gehackt
- 2 Tassen halbierte Kirschtomaten
- 1 große geschälte und in Scheiben geschnittene Gurke
- 1/4 Tasse rote Zwiebeln, dünn geschnitten

- 1/4 Tasse Kalamata-Oliven, entsteint
- 1 Esslöffel Olivenöl
- 2 Esslöffel Rotweinessig
- 1 Esslöffel getrockneter Oregano
- Nach Belieben etwas Pfeffer und Salz darüberstreuen.

**Methode:**

- Geben Sie Salat, Tomaten, Gurken, Zwiebeln und Oliven in eine große Salatschüssel.
- Mischen Sie in einer kleinen Rührschüssel Olivenöl, Essig, Oregano, Salz und Pfeffer.
- Gießen Sie das Dressing über den Salat und vermischen Sie alles gründlich.
- Sie können es entweder sofort servieren oder bis zu zwei Stunden im Kühlschrank aufbewahren.
- Genießen!

# Grünes Gemüse mit glutenfreien Körnern, gehacktem Gemüse und Fisch obendrauf

**4 Portionen**

**Zubereitungszeit: 30 Minuten**

**Zutaten:**

- 4 Lachsfilets (je ca. 170 g)
- Nach Belieben etwas Pfeffer und Salz darüberstreuen.
- 2 Esslöffel Zitronensaft
- 2 EL Honig/Ahornsirup
- 1 Esslöffel Dijon-Senf
- 1 Esslöffel getrockneter Thymian
- 4 Tassen gekochtes glutenfreies Getreide (Quinoa, brauner Reis, Hirse usw.)
- 4 Tassen gemischtes Blattgemüse (vorzugsweise Spinat, Grünkohl oder Rucola)
- 2 Tassen gehacktes Gemüse (Karotten, Sellerie, Paprika usw.)
- 1 Esslöffel Olivenöl
- 2 Esslöffel Apfelessig
- 1 Teelöffel Knoblauchpulver
- Nach Belieben etwas Pfeffer und Salz darüberstreuen.

**Methode:**

- Heizen Sie den Ofen auf 190 °C (375 °F) vor und legen Sie ein Backblech mit Backpapier aus.
- Die Lachsfilets mit Salz und Pfeffer würzen und auf das vorbereitete Backblech legen.
- Mischen Sie in einer kleinen Rührschüssel Zitronensaft, Honig, Senf und Thymian. Bestreichen Sie die Lachsfilets mit der Mischung.
- Backen Sie den Lachs 15 bis 20 Minuten lang oder bis er flockig und durchgegart ist.
- Werfen Sie Körner, Grünzeug und Gemüse in eine große Rührschüssel.
- Olivenöl, Essig, Knoblauchpulver, Salz und Pfeffer in einer kleinen Schüssel verquirlen. Den Salat mit dem Dressing vermengen.
- Den Salat auf vier Tellern anrichten und jeweils mit einem Lachsfilet belegen.
- Genießen!

# Hühnerknochenbrühe mit braunen Reisnudeln

**4 Portionen**

**Zubereitungszeit: 30 Minuten**

**Zutaten:**

- 8 Tassen Hühnerknochenbrühe
- 2 Tassen zerkleinertes gekochtes Hühnchen (verwenden Sie übrig gebliebenes Brathähnchen oder machen Sie Ihr eigenes mit diesem Rezept)
- 4 Unzen braune Reisnudeln
- 1 Tasse Babyspinat
- Nach Belieben etwas Pfeffer und Salz darüberstreuen.

**Methode:**

- Bringen Sie die Knochenbrühe in einem großen Topf bei starker Hitze zum Kochen. Reduzieren Sie die Hitze auf mittlere bis niedrige Stufe und geben Sie das Huhn und die Nudeln hinzu. Lassen Sie die Nudeln 10 bis 15 Minuten köcheln oder bis sie gar sind.
- Den Spinat dazugeben und mit Salz und Pfeffer abschmecken.
- Die Suppe auf vier Teller verteilen und servieren.

# Gesalzener Kabeljau in Kokosmilch (AIP)

**4 Portionen**

**Zubereitungszeit: 40 Minuten**

**Zutaten:**

- 1 Pfund gesalzener Fisch, 24 Stunden in Wasser eingeweicht und alle 6 Stunden gewechselt
- 2 EL Kokosöl/Ghee
- 1 große gehackte Zwiebel
- 4 gehackte Knoblauchzehen
- 1 Esslöffel Kurkuma
- 1/4 Teelöffel Salz
- 1/4 Teelöffel gemahlener schwarzer Pfeffer (bei AIP weglassen)
- 1 Dose Kokosmilch (Vollfett)
- 2 Lorbeerblätter
- 1/4 Tasse Koriander, gehackt

**Methode:**

- Den Kabeljau nach dem Abtropfen mit Küchenpapier trockentupfen. Zur Seite legen. In mundgerechte Stücke schneiden.
- Das Kokosöl oder Ghee in einer großen Pfanne bei mittlerer bis hoher Hitze schmelzen und die Zwiebel unter

gelegentlichem Wenden etwa 15 Minuten anbraten, bis sie weich und goldbraun ist. Weitere 5 Minuten unter regelmäßigem Rühren kochen, bis Knoblauch, Kurkuma, Salz und Pfeffer aromatisch sind.

- Bringen Sie die Kokosmilch und die Lorbeerblätter in einem Topf zum Kochen. Reduzieren Sie die Hitze auf niedrige Stufe und lassen Sie die Soße unter gelegentlichem Rühren 10 Minuten weiterkochen, bis sie deutlich eingedickt ist.

- Geben Sie den Kabeljau wieder in die Pfanne und lassen Sie ihn weitere 10 Minuten braten, oder bis er ganz durch ist und sich leicht mit einer Gabel zerteilen lässt.

- Mit Koriander garnieren und heiß oder warm mit Reis, Blumenkohlreis oder Brot Ihrer Wahl servieren.

- Genießen!

# Suppe mit Huhn, Gemüse und Kräutern

**6 Portionen**

**Zubereitungszeit: 1 Stunde**

**Zutaten:**

- 1 ganzes Huhn (ca. 4 Pfund), in 8 Stücke geschnitten
- 10 Tassen Hühnerbrühe oder Wasser
- 2 Teelöffel Salz
- 1/4 Teelöffel gemahlener schwarzer Pfeffer
- 4 geschälte und geschnittene Karotten
- 4 gehackte Selleriestangen
- 2 Lorbeerblätter
- 1/4 Tasse frische Petersilie, gehackt
- 2 EL frischer Dill, gehackt

**Methode:**

- Bringen Sie das Huhn, Wasser oder Brühe, Salz und Pfeffer in einem großen Topf bei starker Hitze zum Kochen. Reduzieren Sie die Hitze auf niedrige Stufe und lassen Sie das Ganze 45 Minuten lang teilweise abgedeckt kochen, oder bis das Huhn durchgegart ist. Entfernen Sie den Schaum, der an die Oberfläche gestiegen ist.
- Legen Sie das Huhn auf ein Schneidebrett, damit es etwas abkühlen kann. Entfernen Sie Haut und Knochen vom

Fleisch und zerkleinern Sie es in mundgerechte Stücke. Legen Sie es beiseite.

- Geben Sie die Brühe nach dem Abseihen zurück in den Topf. Bringen Sie das Wasser zum Kochen und geben Sie dann die Karotten, den Sellerie und die Lorbeerblätter hinzu. Kochen Sie alles unter gelegentlichem Rühren 15 Minuten lang oder bis das Gemüse weich ist.

- Petersilie, Dill und das beiseite gelegte Hühnchen vorsichtig unterheben. Bei Bedarf mit zusätzlichem Salz und Pfeffer würzen. Lorbeerblätter entfernen und beiseite stellen.

- Die Suppe in Schüsseln schöpfen und sofort servieren!

# Suppe mit Butternusskürbis, Ingwer und Kokosmilch

**4 Portionen**

**Zubereitungszeit: 40 Minuten**

**Zutaten:**

- 2 EL Kokosöl/Ghee

- 1 große gehackte Zwiebel

- 4 gehackte Knoblauchzehen

- 2 TL frischer Ingwer, gerieben

- 4 Tassen gewürfelter und geschälter Butternusskürbis

- 4 Tassen Gemüsebrühe
- 1 Dose Kokosmilch (Vollfett)
- Nach Belieben etwas Pfeffer und Salz darüberstreuen.

**Methode:**

- Das Kokosöl oder Ghee in einem großen Topf bei mittlerer bis hoher Hitze schmelzen und Zwiebel, Knoblauch und Ingwer unter gelegentlichem Umrühren etwa 10 Minuten anbraten, bis sie weich und aromatisch sind.

- Bringen Sie den Kürbis und die Brühe zum Kochen. Reduzieren Sie die Hitze und lassen Sie das Ganze abgedeckt 20 Minuten lang kochen, oder bis der Kürbis weich ist.

- Die Suppe mit einem Stabmixer oder einem Standmixer pürieren, bis sie glatt und cremig ist. Nach Zugabe der Kokosmilch etwas Pfeffer und Salz darüber streuen und abschmecken.

- Nach Belieben mit zusätzlicher Kokosmilch, Koriander oder Kürbiskernen garnieren.

- Genießen!

# Tomaten-Basilikum-Suppe mit Olivenöl

**4 Portionen**

**Zubereitungszeit: 30 Minuten**

**Zutaten:**

- 3 Pfund frische Tomaten, geschält und geviertelt
- 4 Esslöffel Olivenöl
- Nach Belieben etwas Pfeffer und Salz darüberstreuen.
- 1/4 Tasse frisches Basilikum, gehackt
- 2 Tassen Gemüsebrühe
- 2 Esslöffel Tomatenmark
- 1 Teelöffel (optional) Zucker oder Honig

**Methode:**

- Stellen Sie die Ofentemperatur auf 220 °C (425 °F) ein und legen Sie Backpapier auf ein Backblech.
- Die Tomaten in einer großen Rührschüssel mit 2 Esslöffeln Olivenöl vermengen und mit Salz und Pfeffer würzen. Die Tomaten in einer Schicht auf dem vorbereiteten Backblech verteilen und 25 Minuten rösten, oder bis sie braun und saftig sind.
- Geben Sie die Tomaten und die Flüssigkeit zusammen mit dem Basilikum in einen Mixer oder eine Küchenmaschine.

Nach dem Mixen, bis eine glatte Masse entstanden ist, beiseitestellen.

- Die restlichen 2 Esslöffel Olivenöl in einem großen Topf bei mittlerer bis hoher Hitze erhitzen und die Brühe, das Tomatenmark und den Zucker oder Honig (falls verwendet) unterrühren. Zum Kochen bringen, dann auf niedrige Hitze reduzieren und 10 Minuten unter regelmäßigem Rühren weiterkochen.

- Das Tomaten-Basilikum-Püree unterrühren und weitere 10 Minuten kochen lassen, oder bis es gut durchgegart ist.

- Heiß oder warm servieren, mit zusätzlichem Olivenöl beträufeln und nach Belieben mit zusätzlichem Basilikum garnieren.

- Genießen!

# KAPITEL 6

## Geflügel- und Fleischrezepte

## Geröstetes Hähnchen mit Zitrone, Knoblauch und Kräutern

**4 Portionen**

**Zubereitungszeit: 1 Stunde und 15 Minuten**

**Zutaten:**

- Ein ganzes, gesäubertes und trocken gewischtes Huhn (ca. 1,8 kg)
- Nach Belieben etwas Pfeffer und Salz darüberstreuen.
- 1/4 Tasse geschmolzenes Ghee
- 4 gehackte Knoblauchzehen
- 2 EL frischer Rosmarin, gehackt
- 2 EL frischer Thymian, gehackt
- 2 EL frischer Salbei, gehackt
- 1 Zitrone, halbiert
- 4 frische Rosmarinzweige
- 4 frische Thymianzweige
- 4 frische Salbeizweige

**Methode:**

- Heizen Sie den Backofen auf 190 °C (375 °F) vor und besprühen Sie eine Auflaufform oder eine gusseiserne Bratpfanne vorsichtig mit Kochspray.

- Die Hähnchenhöhle mit Salz und Pfeffer würzen und mit einer Zitronenhälfte sowie Rosmarin-, Thymian- und Salbeizweigen belegen. Die Flügel unter den Rumpf stecken und die Beine mit Küchengarn zusammenbinden.

- Mischen Sie in einer kleinen Rührschüssel Ghee, Knoblauch, Rosmarin, Thymian, Salbei, Salz und Pfeffer. Reiben Sie die Mischung auf die gesamte Haut des Huhns und unter die Haut der Brüste.

- Legen Sie das Hähnchen in die vorbereitete Auflaufform oder Pfanne und beträufeln Sie es mit dem Saft der restlichen Zitronenhälfte. Braten Sie das Hähnchen 1 Stunde bis 1 Stunde und 15 Minuten lang oder bis es gebräunt ist und der Saft klar austritt, wenn Sie mit einem Messer hineinstechen.

- Legen Sie das Hähnchen auf ein Schneidebrett und lassen Sie es 10 Minuten ruhen, bevor Sie es in Scheiben schneiden. Genießen Sie es mit Ihren bevorzugten Beilagen!

# Putenhackbraten mit Süßkartoffelglasur

**6 Portionen**

**Zubereitungszeit: 1 Stunde und 10 Minuten**

**Zutaten:**

- 1 große geschälte und gehackte Süßkartoffel
- 2 Esslöffel Kokosöl oder Ghee
- Nach Belieben etwas Pfeffer und Salz darüberstreuen.
- 1 Esslöffel Kokosmilch
- 2 EL Honig/Ahornsirup
- 1/4 Teelöffel Zimt
- 1/4 Teelöffel Muskatnuss
- 1 Pfund Putenhack
- 1 Esslöffel Mandelmehl
- 1/4 Tasse frische Petersilie, gehackt
- 2 leicht geschlagene Eier
- 2 Esslöffel Knoblauchpulver
- 2 Esslöffel Zwiebelpulver
- 1 Esslöffel getrockneter Oregano
- 1 Esslöffel getrocknetes Basilikum

**Methode :**

- Heizen Sie den Ofen auf 190 °C (375 °F) vor und fetten Sie eine 23 x 12 cm große Kastenform leicht ein.

- Kochen Sie die Süßkartoffel 15 bis 20 Minuten in einem großen Topf mit kochendem Wasser oder bis sie mit der Gabel weich ist. Geben Sie sie nach dem Abtropfen wieder in den Topf. Mischen Sie 1 EL Kokosöl oder Ghee, Salz, Pfeffer, Kokosmilch, Honig, Zimt und Muskatnuss mit einem Kartoffelstampfer oder einer Gabel. Beiseite stellen.

- Truthahn, Mandelmehl, Petersilie, Eier, Knoblauchpulver, Zwiebelpulver, Oregano, Basilikum, Salz und Pfeffer in einer großen Rührschüssel vermengen. Mit den Händen gründlich vermengen, bevor Sie die Mischung in die vorbereitete Brotbackform geben. Zu einem Laib formen und mit der Süßkartoffelmischung belegen.

- 40–45 Minuten backen oder bis der Hackbraten fertig ist und die Glasur goldbraun ist.

- Vor dem Schneiden und Servieren des Hackbratens 10 Minuten ruhen lassen. Guten Appetit!

# Marokkanischer Lachs mit Minze und Harissa

**4 Portionen**

**Zubereitungszeit: 25 Minuten**

**Zutaten:**

- Vier 180 Gramm schwere Lachsfilets mit Haut
- Nach Belieben etwas Pfeffer und Salz darüberstreuen.
- 2 EL Kokosöl/Ghee
- 1/4 Tasse Harissapaste (machen Sie Ihre eigene nach diesem Rezept oder kaufen Sie sie von dieser Marke)
- 2 EL Honig/Ahornsirup
- 2 Esslöffel Zitronensaft
- 2 EL frische Minze, gehackt

**Methode:**

- Stellen Sie die Ofentemperatur auf 220 °C (425 °F) ein und legen Sie Backpapier auf ein Backblech.
- Die Lachsfilets mit Salz und Pfeffer würzen und mit der Hautseite nach unten auf dem vorbereiteten Backblech anordnen.
- Mischen Sie in einer kleinen Rührschüssel Harissa, Honig und Zitronensaft. Bestreichen Sie die Lachsfilets mit der Mischung und behalten Sie einige zum Servieren beiseite.

- Backen Sie den Lachs 15 bis 20 Minuten lang oder bis er flockig und durchgegart ist.
- Den Lachs mit der Minze garnieren und mit der restlichen Harissa-Sauce servieren. Guten Appetit!

## Frittata mit Hähnchen und Gemüse und Kräutern

**4 Portionen**

**Zubereitungszeit: 35 Minuten**

**Zutaten:**

- 2 Esslöffel Kokosöl oder Ghee
- 2 Tassen zerkleinertes gekochtes Hühnchen (verwenden Sie übrig gebliebenes Brathähnchen oder machen Sie Ihr eigenes mit diesem Rezept)
- Nach Belieben etwas Pfeffer und Salz darüberstreuen.
- 2 Tassen gehacktes Gemüse (Brokkoli, Zucchini, Paprika usw.)
- 8 leicht geschlagene Eier
- 1 Esslöffel ungesüßte Mandelmilch
- 2 EL frische Petersilie, gehackt
- 2 EL frischer Dill, gehackt
- 2 EL frischer Schnittlauch, gehackt

**Methode:**

- Heizen Sie den Backofen auf 375 °F vor und fetten Sie eine 9-Zoll-Kuchenform oder eine gusseiserne Bratpfanne leicht mit Butter ein.

- 1 EL Kokosöl oder Ghee in einer großen Pfanne bei mittlerer bis hoher Hitze schmelzen und das Hähnchen unter gelegentlichem Wenden etwa 10 Minuten anbraten, bis es braun und knusprig ist. Mit Salz und Pfeffer würzen und in die vorbereitete Auflaufform oder Pfanne geben. Gleichmäßig verteilen.

- Den restlichen Esslöffel Kokosöl oder Ghee in derselben Pfanne bei mittlerer Hitze schmelzen und das Gemüse unter gelegentlichem Wenden etwa 15 Minuten anbraten, bis es weich und schwarz ist. Mit Salz und Pfeffer würzen und über die Hühnerschicht streuen.

- Eier, Mandelmilch, Petersilie, Dill, Schnittlauch, Salz und Pfeffer in einer mittelgroßen Rührschüssel verquirlen. Die Eiermischung gleichmäßig über die Hähnchen- und Gemüseschichten gießen und die Auflaufform oder Pfanne vorsichtig rütteln.

- Backen Sie die Eier 15 bis 20 Minuten lang oder bis sie fest und goldbraun sind.

- Heiß oder warm servieren, in Stücke schneiden. Guten Appetit!

# Gebratene Ente in einer Pfanne mit Rosenkohl

**4 Portionen**

**Zubereitungszeit: 1 Stunde und 15 Minuten**

**Zutaten:**

- 1 ganze Ente (ca. 5 Pfund), gewaschen und trocken getupft
- Nach Belieben etwas Pfeffer und Salz darüberstreuen.
- 4 Knoblauchzehen, geschält und zerdrückt
- 4 frische Rosmarinzweige
- 4 frische Thymianzweige
- 1/4 Tasse geschmolzenes Ghee
- 2 EL Honig/Ahornsirup
- 2 Esslöffel Apfelessig
- 1 Esslöffel getrockneter Salbei
- 1/4 Teelöffel Muskatnuss
- 4 Tassen geputzter und halbierter Rosenkohl

**Methode:**

- Heizen Sie den Ofen auf 190 °C (375 °F) vor und besprühen Sie ein großes Backblech mit erhöhten Rändern vorsichtig mit Kochspray.
- Die Entenhöhle mit Salz und Pfeffer würzen und mit Knoblauch, Rosmarin und Thymian füllen. Die Flügel unter

den Rumpf stecken und die Beine mit Küchengarn zusammenbinden.

- Ghee, Honig, Essig, Salbei, Muskatnuss, Salz und Pfeffer in einer kleinen Schüssel verquirlen. Die gesamte Haut der Ente und unter die Brusthaut mit der Mischung bestreichen.

- Legen Sie die Ente auf das vorbereitete Backblech und lassen Sie sie 1 Stunde lang garen, wobei Sie sie alle 15 Minuten mit Bratensaft begießen.

- Den Rosenkohl mit dem Bratensaft auf dem Backblech vermischen. Weitere 15 Minuten garen, oder bis die Ente braun ist und der Bratensaft klar austritt, wenn man mit einem Messer hineinsticht, und der Rosenkohl weich und karamellisiert ist.

- Legen Sie die Ente auf ein Schneidebrett und lassen Sie sie 10 Minuten ruhen, bevor Sie sie tranchieren. Mit Rosenkohl und Relish servieren

# Rinder-Barbacoa im Slow Cooker

**8 Portionen**

**Zubereitungszeit: 8 Stunden und 15 Minuten**

**Zutaten:**

- 3 Pfund geputzter und in große Stücke geschnittener Rinderbraten
- Nach Belieben etwas Pfeffer und Salz darüberstreuen.
- 2 EL Kokosöl/Ghee
- 1 Esslöffel Apfelessig
- 1 Esslöffel Limettensaft
- 1 Esslöffel Orangensaft
- 1/4 Tasse frischer Koriander, gehackt
- 4 gehackte Knoblauchzehen
- 2 Esslöffel Chipotle-Chilis in Adobo-Sauce
- 2 EL Honig/Ahornsirup
- 2 Teelöffel Kreuzkümmel
- 2 Teelöffel Oregano
- 1 Esslöffel geräucherter Paprika
- 1 Teelöffel Salz
- 1/4 Teelöffel gemahlener schwarzer Pfeffer
- 2 Lorbeerblätter

**Methode:**

- Die Rindfleischstücke mit Salz und Pfeffer würzen und in einer großen Pfanne bei hoher Hitze von allen Seiten anbraten, dabei regelmäßig wenden. Das Rindfleisch in einen 6-Liter-Schongarer geben und beiseite stellen.

- Essig, Limettensaft, Orangensaft, Koriander, Knoblauch, Chipotle-Paprika, Honig, Kreuzkümmel, Oregano, Paprika, Salz und Pfeffer in einem Mixer oder einer Küchenmaschine vermischen. Zu einer glatten Masse mixen und dann über das Rindfleisch gießen. Lorbeerblätter unterheben, um alles gründlich zu bedecken.

- Bei niedriger Hitze 8 Stunden lang kochen, oder bis das Rindfleisch weich ist und sich leicht mit einer Gabel zerteilen lässt.

- Lorbeerblätter vom Steak entfernen und mit zwei Gabeln zerzupfen. Mit Tortillas, Reis, Salat, Salsa, Avocado oder anderen Belägen Ihrer Wahl servieren. Guten Appetit!

# Wraps mit Thai-Basilikum-Putensalat

**4 Portionen**

**Zubereitungszeit: 25 Minuten**

**Zutaten:**

- 1 Esslöffel Kokosöl oder Ghee
- 1 Pfund Putenhack
- Nach Belieben etwas Pfeffer und Salz darüberstreuen.
- 2 gehackte Knoblauchzehen
- 1/4 Tasse frisches Basilikum, gehackt
- 2 Esslöffel Kokosnussaminos
- 1 Esslöffel Fischsauce
- 1 Esslöffel Limettensaft
- 1 Esslöffel Honig oder Ahornsirup
- 1/4 Teelöffel (optional) rote Pfefferflocken
- 12 Salatblätter (vorzugsweise Butter-, Römersalat oder Eisbergsalat)
- Optional: 1/4 Tasse gehackte Erdnüsse
- 2 EL Frühlingszwiebeln, gehackt

**Methode:**

- Das Kokosöl oder Ghee in einer großen Pfanne bei mittlerer bis hoher Hitze schmelzen und den Truthahn etwa 15 Minuten braten, dabei mit einem Spatel zerteilen, bis er gebräunt und durchgebraten ist. In eine Schüssel geben und mit Salz und Pfeffer würzen. Warm halten.

- Den Knoblauch in derselben Pfanne bei mittlerer Hitze etwa 5 Minuten unter häufigem Wenden anbraten, bis er duftet und braun ist. Weitere 5 Minuten kochen oder bis das Basilikum welk und knusprig ist.

- Kokosnussaminos, Fischsauce, Limettensaft, Honig und ggf. rote Pfefferflocken in einer kleinen Schüssel verquirlen. Die Puten-Knoblauch-Mischung mit dem Dressing vermengen.

- Die Putenmischung auf die Salatblätter löffeln und nach Belieben mit Erdnüssen und Zwiebeln belegen. Guten Appetit! Heiß oder warm servieren.


## Hähnchenspieße mit Kräutern und Zitrone

**4 Portionen**

**Zubereitungszeit: 35 Minuten**

**Zutaten:**

- 1 Esslöffel Olivenöl
- 1 Esslöffel Zitronensaft
- 2 EL frische Petersilie, gehackt
- 2 EL frische Minze, gehackt
- 2 EL frischer Oregano, gehackt

- 2 gehackte Knoblauchzehen
- Nach Belieben etwas Pfeffer und Salz darüberstreuen.
- 1 1/2 Pfund Hähnchenbrust ohne Knochen und Haut, in 1-Zoll-Würfel geschnitten
- 8 Spieße (aus Holz oder Metall)

**Methode:**

- Mischen Sie Olivenöl, Zitronensaft, Petersilie, Minze, Oregano, Knoblauch, Salz und Pfeffer in einem großen Ziplock -Beutel. Verschließen Sie den Beutel, nachdem Sie die Hühnerwürfel hineingegeben haben. Kühlen Sie den Beutel mindestens 15 Minuten oder bis zu 4 Stunden lang, nachdem Sie den Beutel massiert haben, um das Huhn gründlich zu bedecken.
- Den Grill bei mittlerer bis hoher Hitze vorheizen und den Rost leicht mit Öl bestreichen. Um ein Anbrennen zu vermeiden, Holzspieße mindestens 10 Minuten in Wasser tauchen.
- Die Hähnchenwürfel mit etwas Abstand auf die Spieße stecken. Die Marinade aus der Pfanne nehmen.
- Grillen Sie die Kebabs unter regelmäßigem Drehen 10 bis 15 Minuten lang oder bis das Huhn gebräunt und durchgegart ist.
- Mit Ihren bevorzugten Beilagen servieren und genießen!

# Lammfleischbällchen in Minz-Joghurt-Sauce

**4 Portionen**

**Zubereitungszeit: 35 Minuten**

**Zutaten:**

- 1 Pfund Lammhack
- 1 Esslöffel Mandelmehl
- 1/4 Tasse frische Petersilie, gehackt
- 2 Teelöffel Kreuzkümmel
- 1 Teelöffel Salz
- 1/2 Teelöffel gemahlener schwarzer Pfeffer
- 14 Teelöffel Zimt
- 1/4 Teelöffel Muskatnuss
- 14 Teelöffel Kardamom
- 1/4 Teelöffel Nelken
- 2 EL Kokosöl/Ghee
- 1 Tasse ungesüßter Kokosjoghurt
- 2 EL frische Minze, gehackt
- 1 Esslöffel Zitronensaft
- Nach Belieben etwas Pfeffer und Salz darüberstreuen.

**Methode :**

- Lammfleisch, Mandelmehl, Petersilie, Kreuzkümmel, Salz, Pfeffer, Zimt, Muskatnuss, Kardamom und Nelken in einer großen Schüssel vermengen. Mit den Händen gründlich vermengen und dann 16 Fleischbällchen formen.

- Das Kokosöl oder Ghee in einer großen Pfanne bei mittlerer bis hoher Hitze schmelzen und die Fleischbällchen unter regelmäßigem Wenden etwa 20 Minuten braten, bis sie gebräunt und durchgegart sind. Auf eine Platte legen und warm halten.

- Joghurt, Minze, Zitronensaft, Salz und Pfeffer in einer kleinen Rührschüssel vermischen. Über die Fleischbällchen träufeln oder separat servieren.

- Genießen!

# Gefüllte Paprika mit Putenwurst

**4 Portionen**

**Zubereitungszeit: 45 Minuten**

**Zutaten:**

- 4 große Paprika, halbiert und entkernt (beliebige Farbe )
- 2 Esslöffel Kokosöl oder Ghee
- Nach Belieben etwas Pfeffer und Salz darüberstreuen.
- 1 Pfund Putenhack
- 1/4 Tasse gehackte Zwiebeln
- 2 gehackte Knoblauchzehen
- 2 Teelöffel getrockneter Salbei
- 2 Esslöffel getrockneter Thymian
- 1 Esslöffel Fenchelsamen
- 1/4 Teelöffel (optional) rote Pfefferflocken
- 2 Tassen Quinoa, gekocht
- 1/4 Tasse frische Petersilie, gehackt
- 1 Esslöffel Hühnerbrühe

**Methode:**

- Heizen Sie den Backofen auf 190 °C (375 °F) vor und fetten Sie eine 23 x 33 cm große Auflaufform leicht mit Butter ein.
- Blanchieren Sie die Paprikahälften 5 Minuten lang in einem großen Topf mit kochendem Wasser oder bis sie leicht weich

sind. Lassen Sie sie abtropfen und legen Sie sie mit der Schnittseite nach oben in die Auflaufform. Nach dem Würzen mit Salz und Pfeffer beiseite stellen.

- 1 EL Kokosöl oder Ghee in einer großen Pfanne bei mittlerer bis hoher Hitze schmelzen und den Truthahn etwa 15 Minuten braten, dabei mit einem Spatel zerteilen, bis er gebräunt und durchgebraten ist. Mit Salz, Pfeffer, Zwiebeln, Knoblauch, Salbei, Thymian, Fenchelsamen und, falls verwendet, Paprikaflocken würzen. Quinoa und Petersilie in einer großen Rührschüssel unterrühren.

- Die Putenmischung in die Paprikahälften löffeln und leicht anhäufen. Die Auflaufform mit Alufolie abdecken und mit der Hühnerbrühe beträufeln.

- Backen Sie die Paprika 15 bis 20 Minuten lang oder bis sie weich sind und die Füllung warm ist.

- Heiß oder warm genießen!

# KAPITEL 7

## Rezepte für Fisch und Meeresfrüchte

## Lachs mit gebratenem Spargel und Zitronenbutter

**4 Portionen**

**Zubereitungszeit: 25 Minuten**

**Zutaten:**

- Vier 180 Gramm schwere Lachsfilets mit Haut
- Nach Belieben etwas Pfeffer und Salz darüberstreuen.
- 1 Pfund geputzter Spargel
- 2 Esslöffel Olivenöl
- 1/4 Tasse geschmolzenes Ghee
- 2 Esslöffel Zitronensaft
- 2 Teelöffel Zitronenschale
- 2 EL frische Petersilie, gehackt

**Methode:**

- Stellen Sie die Ofentemperatur auf 220 °C (425 °F) ein und legen Sie Backpapier auf ein Backblech.

- Die Lachsfilets mit Salz und Pfeffer würzen und an einem Ende des Backblechs anordnen.

- Den Spargel mit Salz und Pfeffer würzen, nachdem er mit Olivenöl vermengt wurde. In einer Lage am anderen Ende des Backblechs auslegen.

- Braten Sie den Lachs 15 bis 20 Minuten lang, oder bis er flockig und durchgegart ist und der Spargel weich und knackig ist.

- In einer kleinen Rührschüssel Ghee, Zitronensaft, Zitronenschale und Petersilie vermischen. Sofort oder bei Zimmertemperatur über Lachs und Spargel servieren.

- Genießen!

## In Kräutersauce pochierter Kabeljau mit Zucchininudeln

**4 Portionen**

**Zubereitungszeit: 30 Minuten**

**Zutaten:**

- 4 Liter Wasser
- 1 Esslöffel Weißweinessig
- 1/4 Tasse frischer Dill, gehackt
- 2 Lorbeerblätter

- Nach Belieben etwas Pfeffer und Salz darüberstreuen.

- 4 Kabeljaufilets (je ca. 170 g)

- 2 EL Kokosöl/Ghee

- 4 mittelgroße spiralisierte oder dünn geschnittene Zucchini

- 1 Esslöffel Kokosmilch

- 2 EL frische Petersilie, gehackt

- 2 EL frisches Basilikum, gehackt

- 2 EL frische Minze, gehackt

- 2 Esslöffel Zitronensaft

**Methode:**

- Wasser, Essig, Dill, Lorbeerblätter, Salz und Pfeffer in einer großen Pfanne bei starker Hitze zum Kochen bringen. Die Hitze reduzieren und 10 Minuten weiterkochen oder bis die Flüssigkeit etwas eingekocht ist.

- 10 bis 15 Minuten kochen lassen, oder bis die Kabeljaufilets undurchsichtig sind und sich mit einer Gabel leicht zerteilen lassen. Den Fisch auf einen Teller legen und warm halten. Lorbeerblätter und Pochierflüssigkeit entfernen.

- Das Kokosöl oder Ghee in derselben Pfanne bei mittlerer bis hoher Hitze schmelzen und die Zucchininudeln unter gelegentlichem Wenden etwa 10 Minuten anbraten, bis sie weich und leicht gebräunt sind. Auf vier Teller verteilen und mit Salz und Pfeffer würzen.

- Kokosmilch, Petersilie, Basilikum, Minze, Zitronensaft, Salz und Pfeffer in einem kleinen Topf bei niedriger Hitze verquirlen. 5 Minuten köcheln lassen oder bis die Soße etwas eingedickt ist.

- Die Fischfilets mit der Kräutersauce beträufeln und mit Zucchininudeln servieren. Guten Appetit!

## Thunfischsalat mit Avocadofüllung

**4 Portionen**

**Zubereitungszeit: 15 Minuten**

**Zutaten:**

- 2 Dosen abgetropfter und zerkleinerter Thunfisch
- 1/4 Tasse Mayonnaise (am besten mit Avocado- oder Olivenöl)
- 2 EL frischer Dill, gehackt
- 2 EL frischer Schnittlauch, gehackt
- 2 Esslöffel Dijon-Senf
- Nach Belieben etwas Pfeffer und Salz darüberstreuen.
- 4 reife Avocados, entkernt und halbiert
- 2 Esslöffel Zitronensaft

**Methode :**

- Thunfisch, Mayonnaise, Dill, Schnittlauch, Senf, Salz und Pfeffer in einer mittelgroßen Rührschüssel vermengen. Bis zum Servieren im Kühlschrank aufbewahren und dabei gelegentlich umrühren.

- Aus jeder Avocadohälfte einen viertel Zoll dicken Rand aus dem Fruchtfleisch aushöhlen. Das ausgehöhlte Fruchtfleisch kleinhacken und zur Thunfischmischung geben. Alles gut miteinander verrühren.

- Die Avocadohälften mit Salz und Pfeffer würzen und mit Zitronensaft beträufeln. Eine Avocadohälfte mit der Thunfischmischung füllen und sofort oder gekühlt servieren.

- Genießen!

# Mit Knoblauch und Kräutern gebackene Garnelen

**4 Portionen**

**Zubereitungszeit: 20 Minuten**

**Zutaten:**

- 1 1/2 Pfund große geschälte und entdarmte Garnelen
- Nach Belieben etwas Pfeffer und Salz darüberstreuen.

- 1/4 Tasse geschmolzenes Ghee

- 4 gehackte Knoblauchzehen

- 2 EL frische Petersilie, gehackt

- 2 EL frischer Oregano, gehackt

- 2 EL frischer Thymian, gehackt

- 2 Esslöffel Zitronensaft

- 1/4 Teelöffel (optional) rote Pfefferflocken

**Methode:**

- Heizen Sie den Backofen auf 220 °C (425 °F) vor und fetten Sie eine 23 x 33 cm große Auflaufform leicht mit Butter ein.

- Die Garnelen mit Salz und Pfeffer würzen und in einer Lage in die vorbereitete Auflaufform legen.

- Ghee, Knoblauch, Petersilie, Oregano, Thymian, Zitronensaft und ggf. rote Pfefferflocken in einer kleinen Schüssel verquirlen. Über die Garnelen träufeln und gut vermischen, bis sie bedeckt sind.

- Backen Sie die Garnelen 10 bis 15 Minuten lang oder bis sie rosa und durchgegart sind.

- Mit Ihren Lieblingsbeilagen heiß oder warm servieren und genießen!

# Jakobsmuscheln in cremiger Kokossauce

**4 Portionen**

**Zubereitungszeit: 20 Minuten**

**Zutaten:**

- 1 1/2 Pfund getrocknete Jakobsmuscheln
- Nach Belieben etwas Pfeffer und Salz darüberstreuen.
- 2 Esslöffel Kokosöl oder Ghee
- 1/4 Tasse Schalotten, gehackt
- 2 gehackte Knoblauchzehen
- 1 Teelöffel frisch geriebener Ingwer
- 1 Dose Kokosmilch (Vollfett)
- 2 Esslöffel Zitronensaft
- 2 EL frischer Koriander, gehackt

**Methode:**

- Würzen Sie die Jakobsmuscheln mit Salz und Pfeffer, bevor Sie sie beiseite legen.
- 1 EL Kokosöl oder Ghee in einer großen Pfanne bei mittlerer bis hoher Hitze schmelzen und Schalotten, Knoblauch und Ingwer unter gelegentlichem Rühren etwa 10 Minuten anbraten, bis sie weich und goldbraun sind.
- Bringen Sie die Kokosmilch zum Kochen. Reduzieren Sie die Hitze auf niedrige Stufe und lassen Sie sie 10 Minuten

weiterkochen, oder bis sie leicht eingedickt ist. Streuen Sie nach Belieben etwas Pfeffer und Salz darüber. Fügen Sie anschließend Zitronensaft und Koriander hinzu. Warm halten.

- Den restlichen Esslöffel Kokosöl oder Ghee in einer großen Pfanne bei hoher Hitze schmelzen und die Jakobsmuscheln etwa 3 Minuten auf jeder Seite anbraten, oder bis sie goldbraun und durchgegart sind. Auf eine Platte legen und warm halten.

- Servieren Sie die Jakobsmuscheln mit der Kokossauce sofort oder bei Zimmertemperatur. Guten Appetit!


## Burger mit Lachs und Avocado-Aioli

**4 Portionen**

**Zubereitungszeit: 25 Minuten**

**Zutaten:**

- 1 Pfund hautlose Lachsfilets, gewürfelt
- 1 Esslöffel Mandelmehl
- 2 EL frischer Dill, gehackt
- 2 EL frischer Schnittlauch, gehackt
- 2 Esslöffel Dijon-Senf
- Nach Belieben etwas Pfeffer und Salz darüberstreuen.

- 2 EL Kokosöl/Ghee

- 4 Salatblätter (vorzugsweise Butter-, Römersalat oder Eisbergsalat)

- 1 geschälte und entkernte reife Avocado

- 1/4 Tasse ungesüßter Kokosjoghurt

- 2 Esslöffel Zitronensaft

- 1 gehackte Knoblauchzehe

- Nach Belieben etwas Pfeffer und Salz darüberstreuen.

**Methode:**

• Die Lachsstücke in einer Küchenmaschine zerkleinern, bis sie fein gehackt sind. In einer großen Rührschüssel Mandelmehl, Dill, Schnittlauch, Senf, Salz und Pfeffer vermengen. Aus der Mischung 4 Frikadellen formen.

• Das Kokosöl oder Ghee in einer großen Pfanne bei mittlerer bis hoher Hitze schmelzen und die Bratlinge etwa 4 Minuten auf jeder Seite braten, oder bis sie braun und durchgebraten sind. Auf eine Platte legen und warm halten.

• Avocado, Joghurt, Zitronensaft, Knoblauch, Salz und Pfeffer in einem Mixer oder einer Küchenmaschine vermischen. Mixen, bis die Mischung glatt und cremig ist.

• Auf jeden Teller ein Salatblatt und ein Lachsfrikadelle legen. Sofort oder bei Zimmertemperatur mit der Avocado-Aioli servieren. Guten Appetit!

# Wraps vom mediterranen Thunfisch mit Oliven und Kräutern

**4 Portionen**

**Zubereitungszeit: 15 Minuten**

**Zutaten:**

- 2 Dosen abgetropfter und zerkleinerter Thunfisch
- 1/4 Tasse Kalamata-Oliven, gehackt
- 2 EL frische Petersilie, gehackt
- 2 EL frische Minze, gehackt
- 2 Esslöffel Zitronensaft
- 2 Esslöffel Olivenöl
- Nach Belieben etwas Pfeffer und Salz darüberstreuen.
- 4 glutenfreie Tortillas (vorzugsweise aus Naturreis oder Maniok)
- Vier Tassen Babyspinat
- Optional: 1/4 Tasse zerbröckelter Fetakäse

**Methode:**

- Thunfisch, Oliven, Petersilie, Minze, Zitronensaft, Olivenöl, Salz und Pfeffer in einer mittelgroßen Rührschüssel vermengen. Bis zum Servieren im Kühlschrank aufbewahren und gelegentlich umrühren.

- Erhitzen Sie die Tortillas in der Mikrowelle oder in einer Bratpfanne bei geringer Hitze, bis sie weich und formbar sind.

- Legen Sie auf jeden Teller eine Tortilla und eine Tasse Spinat. Löffeln Sie ein Viertel der Thunfischmischung über den Spinat und belegen Sie ihn nach Belieben mit Fetakäse. Servieren Sie die Tortilla über den Inhalt gefaltet sofort oder bei Zimmertemperatur. Guten Appetit!

# In Misobrühe pochierter Kabeljau mit Gemüse

**4 Portionen**

**Zubereitungszeit: 30 Minuten**

**Zutaten:**

- 4 Tassen Gemüsebrühe
- 2 EL weiße Misopaste (im Kühlregal der meisten Supermärkte oder hier online erhältlich)
- 1 EL frischer Ingwer, gerieben
- 1 Teelöffel geröstetes Sesamöl
- 4 Kabeljaufilets (je ca. 170 g)
- Nach Belieben etwas Pfeffer und Salz darüberstreuen.
- 2 Tassen geputzter und halbierter Baby -Pak -Choy
- 2 Tassen Shiitake-Pilze, entstielt und in Scheiben geschnitten
- 2 fein geschnittene Frühlingszwiebeln
- 2 EL frischer Koriander, gehackt

**Methode :**

- Brühe, Miso, Ingwer und Sesamöl in einem großen Topf bei mittlerer bis hoher Hitze zum Kochen bringen. Hitze reduzieren und mit dem Schneebesen die Misopaste auflösen. 10 Minuten kochen lassen oder bis die Soße etwas eingekocht und köstlich ist.

- Würzen Sie die Fischfilets mit Salz und Pfeffer, bevor Sie sie in den Topf geben. Pochieren Sie den Fisch 10 bis 15 Minuten lang oder bis er undurchsichtig und flockig ist, wenn Sie ihn mit einer Gabel einstechen. Legen Sie den Fisch auf einen Teller und halten Sie ihn warm.

- Pak Choi und Pilze unterrühren und 5 Minuten kochen lassen, oder bis das Gemüse weich und knackig ist.

- Brühe und Gemüse gleichmäßig auf vier Schüsseln verteilen und die Kabeljaufilets darauf legen. Heiß oder warm servieren, mit Zwiebeln und Koriander garnieren. Guten Appetit!

# Gegrillter Schwertfisch mit Chimichurri-Sauce

**4 Portionen**

**Zubereitungszeit: 25 Minuten**

**Zutaten:**

- 4 Schwertfischsteaks (jeweils ca. 170 g)
- Nach Belieben etwas Pfeffer und Salz darüberstreuen.
- 2 Esslöffel Olivenöl
- 1/4 Tasse frische Petersilie, gehackt
- 1/4 Tasse frischer Koriander, gehackt
- 2 EL frischer Oregano, gehackt
- 2 gehackte Knoblauchzehen
- eine viertel Tasse Rotweinessig
- 1/4 Teelöffel (optional) rote Pfefferflocken
- Nach Belieben etwas Pfeffer und Salz darüberstreuen.

**Methode:**

- Heizen Sie den Grill auf mittlerer bis hoher Hitze vor und bestreichen Sie den Rost leicht mit Öl.
- Die Schwertfischsteaks mit Salz und Pfeffer würzen und dann mit Olivenöl beträufeln. Den Fisch 4 bis 5 Minuten pro Seite grillen oder bis er schwarz und durchgegart ist. Auf eine Platte legen und warm halten.

- In einer kleinen Rührschüssel Petersilie, Koriander, Oregano, Knoblauch, Essig, rote Pfefferflocken, Salz und Pfeffer vermischen. Sofort oder bei Zimmertemperatur über den Schwertfischsteaks servieren. Guten Appetit!

## Scampi-Garnelen mit Zucchini-Nudeln

**4 Portionen**

**Zubereitungszeit: 20 Minuten**

**Zutaten:**

- 4 mittelgroße spiralisierte oder dünn geschnittene Zucchini
- Nach Belieben etwas Pfeffer und Salz darüberstreuen.
- 2 EL Kokosöl/Ghee
- 1 1/2 Pfund große geschälte und entdarmte Garnelen
- 4 gehackte Knoblauchzehen
- 1 Esslöffel Hühnerbrühe
- 2 Esslöffel Zitronensaft
- 2 EL frische Petersilie, gehackt

**Methode:**

- Geben Sie die Zucchini-Nudeln in ein Sieb und würzen Sie sie mit Salz. Lassen Sie sie 10 Minuten abtropfen, bevor Sie überschüssige Feuchtigkeit mit einem sauberen Küchentuch oder Papiertüchern auspressen.

- Das Kokosöl oder Ghee in einer großen Pfanne bei mittlerer bis hoher Hitze schmelzen und die Garnelen etwa 3 Minuten auf jeder Seite braten, oder bis sie rosa und durchgegart sind. Auf eine Platte geben und mit Salz und Pfeffer würzen. Warm halten.

- Braten Sie den Knoblauch in derselben Pfanne bei mittlerer Hitze etwa 5 Minuten unter häufigem Wenden an, bis er duftet und braun ist. Bringen Sie die Brühe und den Zitronensaft zum Kochen. Reduzieren Sie die Hitze auf niedrige Stufe und kochen Sie weiter für 5 Minuten oder bis die Flüssigkeit etwas eingekocht ist.

- Die Zucchini-Nudeln hineingeben und mit der Soße überziehen. Weitere 5 Minuten kochen, oder bis die Nudeln heiß und weich sind.

- Die Nudeln auf vier Tellern anrichten und die Garnelen darauf verteilen. Heiß oder warm servieren, mit Petersilie garnieren. Guten Appetit!

# KAPITEL 8

# Dressings und Saucen

## Zitronendressing mit Tahini

**4 Portionen**

**Zubereitungszeit: 5 Minuten**

**Zutaten:**

- 1 Esslöffel Tahini (Sesampaste)
- Eine viertel Tasse Wasser
- 2 Esslöffel Zitronensaft
- 1 gehackte Knoblauchzehe
- Nach Belieben etwas Pfeffer und Salz darüberstreuen.

**Methode:**

- Tahini, Wasser, Zitronensaft, Knoblauch, Salz und Pfeffer in einer kleinen Schüssel verquirlen, bis eine glatte, cremige Masse entsteht. Wenn das Dressing zu dick ist, fügen Sie zusätzliches Wasser hinzu, um die gewünschte Konsistenz zu erreichen.
- Über Salate, Schüsseln oder geröstetes Gemüse träufeln und sofort servieren!

# Ranch mit Avocado, Koriander und Limette

**4 Portionen**

**Zubereitungszeit: 10 Minuten**

**Zutaten:**

- 1 geschälte und entkernte reife Avocado
- 1/4 Tasse ungesüßter Kokosjoghurt
- Eine viertel Tasse Wasser
- 2 Esslöffel Limettensaft
- 2 EL frischer Koriander, gehackt
- 1 Teelöffel Knoblauchpulver
- 1 Teelöffel Zwiebelpulver
- 1 Teelöffel getrockneter Dill
- Nach Belieben etwas Pfeffer und Salz darüberstreuen.

**Methode:**

- Avocado, Joghurt, Wasser, Limettensaft, Koriander, Knoblauchpulver, Zwiebelpulver, Dill, Salz und Pfeffer in einem Mixer oder einer Küchenmaschine vermischen. Mixen, bis die Mischung glatt und cremig ist.
- Mindestens 30 Minuten kühl stellen, damit sich die Aromen vermischen können.
- Verwenden Sie es als Salatdressing, Dip, Dressing oder Sauce für Salate, Wraps, Tacos oder Burger. Guten Appetit!

# Vinaigrette mit Ingwer und Kurkuma

**4 Portionen**

**Zubereitungszeit: 5 Minuten**

**Zutaten:**

- 1 Esslöffel Olivenöl
- 2 Esslöffel Apfelessig
- 2 EL Honig/Ahornsirup
- 1 EL frischer Ingwer, gerieben
- 1 Teelöffel Kurkumapulver
- Nach Belieben etwas Pfeffer und Salz darüberstreuen.

**Methode:**

- Geben Sie Olivenöl, Essig, Honig, Ingwer, Kurkuma, Salz und Pfeffer in eine kleine Rührschüssel.
- Über Salate, Schüsseln oder geröstetes Gemüse träufeln und sofort servieren!

# Salsa Verde mit frischen Kräutern

**4 Portionen**

**Zubereitungszeit: 10 Minuten**

**Zutaten:**

- 1/4 Tasse frische Petersilie, gehackt
- 1/4 Tasse frischer Koriander, gehackt
- 2 EL frische Minze, gehackt
- 2 EL frischer Oregano, gehackt
- 2 gehackte Knoblauchzehen
- 1 Esslöffel Olivenöl
- 2 Esslöffel Rotweinessig
- Nach Belieben etwas Pfeffer und Salz darüberstreuen.

**Methode:**

- Geben Sie Petersilie, Koriander, Minze, Oregano, Knoblauch, Olivenöl, Essig, Salz und Pfeffer in eine kleine Rührschüssel.
- Mindestens 30 Minuten kühl stellen, damit sich die Aromen vermischen können.
- Als Dip, Dressing oder Sauce zu gegrilltem Fleisch, Fisch oder Gemüse servieren. Guten Appetit!

# Curry-Kokos-Sauce

**4 Portionen**

**Zubereitungszeit: 15 Minuten**

**Zutaten:**

- 1 Esslöffel Kokosöl oder Ghee
- 1/4 Tasse gehackte Zwiebeln
- 2 gehackte Knoblauchzehen
- 1 EL frischer Ingwer, gerieben
- 2 Esslöffel Currypulver
- 1 Esslöffel Kurkuma
- 1/4 Teelöffel Kreuzkümmel
- 1/4 Teelöffel Salz
- 1 Dose Kokosmilch (Vollfett)
- 2 Esslöffel Zitronensaft
- 2 EL frischer Koriander, gehackt

**Methode:**

- Das Kokosöl oder Ghee in einem mittelgroßen Topf bei mittlerer bis hoher Hitze schmelzen und Zwiebel, Knoblauch und Ingwer unter gelegentlichem Umrühren etwa 10 Minuten anbraten, bis sie weich und goldbraun sind.

- Weitere 5 Minuten unter regelmäßigem Rühren kochen, bis Currypulver, Kurkuma, Kreuzkümmel und Salz duften und geröstet sind.

- Mit der Kokosmilch zum Kochen bringen. Die Hitze reduzieren und weitere 10 Minuten oder bis zur leichten Verdickung kochen.

- Zitronensaft und Koriander dazugeben und mit Salz abschmecken.

- Mit Hühnchen, Fisch, Tofu oder Gemüse als Dip, Dressing oder Sauce servieren. Guten Appetit!

## <u>Vinaigrette mit Zitrone</u>

**4 Portionen**

**Zubereitungszeit: 5 Minuten**

**Zutaten:**

- 1 Esslöffel Olivenöl
- 2 Esslöffel Zitronensaft
- 1 Esslöffel Honig oder Ahornsirup
- Nach Belieben etwas Pfeffer und Salz darüberstreuen.

**Methode:**

- Mischen Sie in einer kleinen Rührschüssel Olivenöl, Zitronensaft, Honig, Salz und Pfeffer.
- Über Salate, Schüsseln oder geröstetes Gemüse träufeln und sofort servieren!

## Joghurt-Minz-Sauce

**4 Portionen**

**Zubereitungszeit: 10 Minuten**

**Zutaten:**

- 1 Tasse ungesüßter Kokosjoghurt
- 2 EL frische Minze, gehackt
- 1 Esslöffel Zitronensaft
- Nach Belieben etwas Pfeffer und Salz darüberstreuen.

**Methode:**

- Mischen Sie in einer kleinen Rührschüssel Joghurt, Minze, Zitronensaft, Salz und Pfeffer.
- Mindestens 30 Minuten kühl stellen, damit sich die Aromen vermischen können.
- Als Dip, Dressing oder Sauce zu Lamm, Hühnchen, Fisch oder Gemüse servieren. Guten Appetit!

# Butter mit Knoblauch und Kräutern

**4 Portionen**

**Zubereitungszeit: 10 Minuten**

**Zutaten:**

- 1/4 Tasse weiches Ghee
- 2 gehackte Knoblauchzehen
- 2 EL frische Petersilie, gehackt
- 1 EL frischer Thymian, gehackt
- Nach Belieben etwas Pfeffer und Salz darüberstreuen.

**Methode:**

- Mit einer Gabel Ghee, Knoblauch, Petersilie, Thymian, Salz und Pfeffer in einer kleinen Schüssel zerdrücken.
- Auf einem Stück Backpapier oder Frischhaltefolie einen Kloß formen. Etwa 2 Stunden im Kühlschrank fest werden lassen. Die Enden verdrehen, um sie zu verschließen.
- Mit Steaks, Hühnchen, Fisch oder Gemüse servieren. Guten Appetit!

# Dressing (Honig-Senf)

**4 Portionen**

**Zubereitungszeit: 5 Minuten**

**Zutaten:**

- 1/4 Tasse Mayonnaise (am besten mit Avocado- oder Olivenöl)
- 2 Esslöffel Dijon-Senf
- 2 EL Honig/Ahornsirup
- Nach Belieben etwas Pfeffer und Salz darüberstreuen.

**Methode:**

- Mischen Sie in einer kleinen Rührschüssel Mayonnaise, Senf, Honig, Salz und Pfeffer.
- Über Salate, Schüsseln oder geröstetes Gemüse träufeln und sofort servieren!

# Vinaigrette mit Thai-Basilikum

**4 Portionen**

**Zubereitungszeit: 10 Minuten**

**Zutaten:**

- 1 Esslöffel Olivenöl
- 2 Esslöffel Limettensaft
- 2 Esslöffel Kokosnussaminos
- 2 EL frisches Basilikum, gehackt
- 1 Teelöffel frisch geriebener Ingwer
- 1/4 Teelöffel (optional) rote Pfefferflocken
- Nach Belieben etwas Pfeffer und Salz darüberstreuen.

**Methode:**

- Mischen Sie in einer kleinen Rührschüssel Olivenöl, Limettensaft, Kokosnussaminos, Basilikum, Ingwer, rote Pfefferflocken (falls verwendet), Salz und Pfeffer.
- Über Salate, Schüsseln oder geröstetes Gemüse träufeln und sofort servieren!

# KAPITEL 9

## 2-Wochen-Speiseplan

Bitte beachten Sie, dass dieser Ernährungsplan keinen medizinischen Rat ersetzt und Sie vor jeglicher Ernährungsumstellung Ihren Arzt konsultieren sollten.

### Woche 1

### Tag 1

- Frühstück: Becher Kokosjoghurt mit frischem Obst
- Snack: Orangen-Bananen-Smoothie
- Mittagessen: Quinoa mit Fenchel, Weintrauben, Mandelsplittern, Thymian, Olivenöl und Rotweinessig
- Snack: Reiskuchen mit Sonnenbutter und Marmelade
- Abendessen: Mit Zitrone, Knoblauch und Kräutern gebratenes Hähnchen mit geröstetem Spargel und Zitronenbutter

### Tag 2

- Frühstück: Reiskuchen mit Sonnenbutter und frischen Erdbeeren
- Snack: Smoothie mit Honigmelone und Mandeln
- Mittagessen: Rucola, Birne, Rüben, gesplitterte Mandeln, Olivenöl und Balsamico-Essig
- Snack: Kokosflocken oder Chips

• Abendessen: Putenhackbraten mit Süßkartoffelglasur, gedünstetem Brokkoli und Honig-Senf-Dressing



• Frühstück: Frühstückswürstchen mit Grünkohl, Kimchi und Applegate
• Snack: Smoothie mit Erdbeeren und grünem Tee
• Mittagessen: Spinat, Erdbeeren, geröstete Kürbiskerne, Balsamico-Essig, Olivenöl
• Snack: Kokosjoghurt ohne Zuckerzusatz
• Abendessen: Harissa mit Minze, marokkanischer Lachs mit Quinoa und frischer Kräutersalsa Verde



• Frühstück: Glutenfreier Hafer mit Honig und wilden Blaubeeren
• Snack: Smoothie mit Ananas Mama
• Mittagessen: Römersalat, Tomaten, Gurken, rote Zwiebeln, Oliven, natives Olivenöl extra und Rotweinessig
• Snack: Tigersamen
• Abendessen: Hühnchen-Gemüse-Frittata mit Kräutern und Avocado-Koriander-Limetten-Ranch

## Tag 5

• Frühstück: Avocadobrötchen für einen Keto-Frühstücksburger

• Snack: Smoothie mit Blaubeeren-Blast

• Mittagessen: Grünes Gemüse mit glutenfreien Körnern, gehacktem Gemüse und Lachs mit Zitronen-Tahini-Dressing

• Snack: AIP-freundliches Beef Jerky

• Abendessen: Gebratene Ente in einer Pfanne mit Rosenkohl und Knoblauch-Kräuterbutter


## Tag 6

• Frühstück: Paleo Red Flannel Hash

• Snack: Smoothie mit gemischten Beeren und Bananen

• Mittagessen: Hühnerknochenbrühe mit braunen Reisnudeln und gehackten Frühlingszwiebeln

• Snack: Reiskuchen mit Sonnenbutter und frischen Erdbeeren

• Abendessen: Rinder-Barbacoa im Schongarer mit Salatwraps und Salsa


## Tag 7

• Frühstück: Paleo-Frühstücks-Burritos aus dem Tiefkühlschrank

• Snack: Orangen-Bananen-Smoothie

• Mittagessen: Gesalzener Kabeljau in Kokosmilch (AIP) mit Blumenkohlreis und Koriander

• Snack: Kokosflocken oder Chips

• Abendessen: Thailändische Puten-Salatwraps mit Basilikum und Ingwer-Kurkuma-Vinaigrette

## Woche 2

### Tag 8

• Frühstück: Blaubeermuffins bei der Ketodiät
• Snack: Smoothie mit Honigmelone und Mandeln
• Mittagessen: Suppe mit Huhn, Gemüse und Kräutern
• Snack: Kokosjoghurt ohne Zuckerzusatz
• Abendessen: Zucchini-Nudeln mit pochiertem Kabeljau in Kräutersauce und Zitronenscheiben

### Tag 9

• Frühstück: Süßkartoffel mit Speck und Ei
• Snack: Smoothie mit Erdbeeren und grünem Tee
• Mittagessen: Suppe mit Butternusskürbis, Ingwer und Kokosmilch
• Snack: Tigersamen
• Abendessen: Thunfischsalat, Avocado gefüllt mit Gurkenscheiben und Minz-Joghurt-Sauce

• Frühstück: Frühstückssandwich auf Pfannkuchen

• Snack: Smoothie mit Ananas Mama

• Mittagessen: Suppe aus Tomaten, Basilikum und Olivenöl

• Snack: AIP-freundliches Beef Jerky

• Abendessen: Mit Knoblauch und Kräutern gebackene Garnelen mit geröstetem Spargel und Zitronenbutter



• Frühstück: Frühstücks-Hash mit vielen Paleo-Zutaten

• Snack: Smoothie mit Blaubeeren-Blast

• Mittagessen: Quinoa mit Fenchel, Weintrauben, Mandelsplittern, Thymian, Olivenöl und Rotweinessig

• Snack: Reiskuchen mit Sonnenbutter und Marmelade

• Abendessen: Gebratene Jakobsmuscheln mit cremiger Kokossauce und Spinat



• Frühstück: Becher Kokosjoghurt mit frischem Obst

• Snack: Smoothie mit gemischten Beeren und Bananen

• Mittagessen: Rucola, Birne, Rote Bete, Mandelsplitter, Olivenöl und Balsamico-Essig

• Snack: Kokosflocken oder Chips

• Abendessen: Lachsburger mit Avocado-Aioli, Salat, Tomaten und

Zwiebeln

Tag 13

• Frühstück: Reiskuchen mit Sonnenbutter und frischen Erdbeeren

• Snack: Orangen-Bananen-Smoothie

• Mittagessen: Spinat, Erdbeeren, geröstete Kürbiskerne, Balsamico-Essig, Olivenöl

• Snack: Kokosjoghurt ohne Zuckerzusatz

• Abendessen: Mediterrane Thunfisch-Wraps mit Oliven und Kräutern und einfacher Zitronen-Vinaigrette


Tag 14

• Frühstück: Frühstücks-Hash mit vielen Paleo-Zutaten

• Snack: Smoothie mit Honigmelone und Mandeln

• Mittagessen: Hühnerknochenbrühe mit braunen Reisnudeln und gehackten Frühlingszwiebeln

• Snack: Reiskuchen mit Sonnenbutter und frischen Erdbeeren

• Abendessen: Gegrillter Schwertfisch mit Chimichurri-Sauce und geröstetem Gemüse


Ich hoffe, dieser Ernährungsplan hilft Ihnen dabei, mit Ihrer Hashimoto-Thyreoiditis umzugehen und eine Vielfalt köstlicher und nahrhafter Speisen zu genießen.

# Einkaufsliste für die Ernährung bei Hashimoto-Thyreoiditis



• Frisches Obst (wie Bananen, Orangen, Weintrauben, Birnen, Erdbeeren, Blaubeeren usw.)

• Zitrone

• Kalk

• Avocado

• Ananas

• Tomate




• Spargel

• Grünkohl

• Kimchi

• Brokkoli

• Der Rosenkohl

• Zwiebel

• Knoblauch

• Ingwer

• Fenchel

• Rüben

• Gurke

- Oliven
- Spinat
- Kürbiskerne
- Pak Choi
- Shiitake Pilze
- Frühlingszwiebeln
- Koriander
- Basilikum
- Minze
- Oregano
- Thymian
- Petersilie
- Dill
- Schnittlauch
- Kopfsalat
- Zucchini
- Blumenkohl
- Butternusskürbis
- Karotte
- Sellerie

- Reiskuchen

- Glutenfreier Hafer

- Quinoa

- Nudeln aus braunem Reis

- Glutenfreie Tortillas

- Glutenfreier Pfannkuchenteig




- Frühstückswürstchen

- Applegate

- Speck

- Putenhackfleisch

- Huhn

- Ente

- Rindfleisch

- Lamm

- Lachs

- Kabeljau

- Thunfisch

- Garnele

- Jakobsmuscheln

- Schwertfisch

### Milchprodukte und Eier

- Kokosjoghurt
- Kokosmilch
- Ghee
- Fetakäse (optional)
- Eier

### Nüsse und Samen

- Sonnenbutter
- Mandelmehl
- Gehobelte Mandeln
- Gehackte Erdnüsse (optional)
- Tigersamen
- Tahini

### Öle und Essige

- Olivenöl
- Kokosnussöl
- Rotweinessig
- Balsamico Essig
- Apfelessig

- Salz

- Pfeffer

- Honig oder Ahornsirup

- Curry Pulver

- Kurkuma

- Kreuzkümmel

- Zimt

- Muskatnuss

- Kardamom

- Nelken

- Lorbeerblätter

- Rote Pfefferflocken (optional)

- Dijon Senf

- Mayonnaise (vorzugsweise mit Avocadoöl oder Olivenöl)

- Kokosnussaminos

- Fischsauce

- Misopaste

- Harissa

- Salsa

- Chimichurri Sauce

- Kokosflocken oder -chips
- Marmelade
- AIP-freundliches Beef Jerky

Ich hoffe, diese Einkaufsliste hilft Ihnen bei der Vorbereitung Ihrer Ernährung bei der Hashimoto-Krankheit und ermöglicht Ihnen, eine Vielfalt köstlicher und nahrhafter Lebensmittel zu genießen.

## Häufig gestellte Fragen (FAQ)

• Was ist Hashimoto-Thyreoiditis? Die Hashimoto-Thyreoiditis ist eine Autoimmunerkrankung, bei der das Schilddrüsengewebe allmählich zerstört wird, was zu einer unzureichenden Produktion von Schilddrüsenhormonen führt.

• Was sind die Anzeichen und Symptome der Hashimoto-Thyreoiditis? Zu den Symptomen können Müdigkeit, Gewichtszunahme, Traurigkeit, verlangsamter Herzschlag, starke oder unregelmäßige Menstruationszyklen, Kälteempfindlichkeit, Schwellungen im Gesicht, Schwierigkeiten beim Schwangerwerden, trockene Haut und eine Vergrößerung der Schilddrüse gehören.

• Welchen Einfluss hat die Ernährung auf die Hashimoto-Krankheit? Ernährung und Lebensstil sind für die Behandlung der Hashimoto-Krankheit von entscheidender Bedeutung.

Forschungsergebnissen zufolge könnten Entzündungen, die typischerweise mit der Ernährung in Zusammenhang stehen, eine Hauptursache für die große Bandbreite der Hashimoto-Symptome sein.

• Welche Nahrungsmittel sollte ich vermeiden, wenn ich an Hashimoto-Thyreoiditis leide?

Menschen mit Hashimoto-Thyreoiditis können von Nahrungsmitteln mit hohem Polyphenol- und Phytosterolgehalt profitieren. Beeren (Blaubeeren, Erdbeeren, Himbeeren und Preiselbeeren) enthalten viel Polyphenol.

• Welche Nahrungsmittel sollte ich vermeiden, wenn ich an Hashimoto-Thyreoiditis leide?

Es wird empfohlen, glutenreiche, sojareiche und Omega-6-reiche Mahlzeiten zu vermeiden.

• Kann die Hashimoto-Krankheit allein durch Ernährung geheilt werden?

Obwohl die Ernährung bei der Symptomlinderung helfen kann, ist sie kein Heilmittel für die Hashimoto-Thyreoiditis. Die beste Behandlung der Hashimoto-Thyreoiditis ist die Normalisierung des Schilddrüsenhormonspiegels mit Medikamenten.

- Welche Ernährungsempfehlungen gibt es bei der Hashimoto-Thyreoiditis?

Bestimmte Diäten, wie etwa die Autoimmunprotokoll-Diät und eine getreide- oder glutenfreie Diät, können zur Verringerung der Entzündung beitragen, die möglicherweise zur Hashimoto-Thyreoiditis beiträgt.

- Was sind die Nebenwirkungen der Hashimoto-Krankheit?

Bei Menschen mit Hashimoto-Thyreoiditis kommt eine Schilddrüsenunterfunktion häufig vor. Bleibt eine Schilddrüsenunterfunktion unbehandelt, kann sie eine Reihe gesundheitlicher Probleme verursachen, darunter zu hohen Cholesterinwerten, Herzerkrankungen und Herzversagen, Bluthochdruck und Myxödem .

• Wer hat ein höheres Risiko, an der Hashimoto-Krankheit zu erkranken?

Frauen sind vier- bis zehnmal häufiger von Hashimoto-Thyreoiditis betroffen als Männer. Obwohl die Krankheit auch Jugendliche und junge Frauen treffen kann, tritt sie am häufigsten bei Frauen zwischen 30 und 50 Jahren auf.

• Ist die Hashimoto-Krankheit heilbar?

Die Hashimoto-Thyreoiditis ist eine chronische Krankheit, die einer kontinuierlichen Behandlung bedarf. Es gibt keine Diät, die sie verhindern oder behandeln kann.

# ABSCHLUSS

Ich hoffe, dass Sie mit dem Lesen dieses Kochbuchs eine revolutionäre Reise zu besserer Gesundheit begonnen haben. Ich weiß Ihr Vertrauen in diese Rezepte und Lebensstilvorschläge sehr zu schätzen und es ist mir eine Ehre , Teil Ihrer Reise zur Gesundheit Ihrer Hashimoto-Krankheit gewesen zu sein.

Denken Sie daran, dies ist nicht nur ein Kochbuch, sondern ein Selbsthilfe-Tool. Jedes Rezept, jeder Tipp und jede Erkenntnis wurde im Hinblick auf Ihre Gesundheit erstellt. Ihr Weg zur Bewältigung der Hashimoto-Symptome und zur Wiederherstellung der Vitalität zeigt Ihr Engagement für die Selbstfürsorge.

Wenn dieses Kochbuch einen positiven Einfluss auf Ihr Leben hatte, würde ich mich freuen, wenn Sie sich die Zeit nehmen könnten, eine Rezension zu hinterlassen. Ihre positive Meinung wird bei der Entwicklung zukünftiger Versionen dieses Buches hilfreich sein und sicherstellen, dass es auch weiterhin eine Quelle der Unterstützung und Inspiration für andere bleibt.

Vielen Dank, dass Sie sich für dieses Kochbuch entschieden haben. Möge Ihre Reise zum Wohlbefinden von gesundem Essen, Vitalität und der Zufriedenheit geprägt sein, die Sie durch die Verantwortung für Ihre Gesundheit erfahren.

Ich wünsche Ihnen

Gesundheit und

Glück.

Christiana White.